ORGANIZAÇÃO
Helaine Carneiro Capucho
Felipe Dias Carvalho
Silvia Helena De Bortoli Cassiani

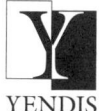
YENDIS

Copyright © 2012 Helaine Carneiro Capucho, Felipe Dias Carvalho, Silvia Helena De Bortoli Cassiani

Todos os direitos reservados. Proibida a reprodução, mesmo parcial, por qualquer processo, sem a autorização escrita da Editora.

Editora: Dirce Laplaca Viana
Coordenadora de texto: Renata Alves
Coordenadora de arte: Aline Gongora
Assistentes editoriais: Bárbara Lorente, Gabriela Hengles e Marcelo Nardeli
Assistentes de arte: Cristiane Viana e Felipe Hideki Imanisi
Assistente administrativa editorial: Thais Rodrigues
Produção editorial: Texto & Arte Serviços Editoriais
Projeto gráfico: Felipe Hideki Imanisi
Capa: Cristiane Viana

As informações e as imagens são de responsabilidade dos autores.
A Editora não se responsabiliza por eventuais danos causados pelo mau uso das informações contidas neste livro.
O texto deste livro segue as novas regras do Acordo Ortográfico da Língua Portuguesa.

Impresso no Brasil
Printed in Brazil

Dados Internacionais de Catalogação na Publicação (CIP)
(Câmara Brasileira do Livro, SP, Brasil)

Farmacovigilância : gerenciamento de riscos da terapia medicamentosa para a segurança do paciente / organização Helaine Carneiro Capucho, Felipe Dias Carvalho, Silvia Helena De Bortoli Cassiani. – São Caetano do Sul, SP : Yendis Editora, 2011.

vários autores.
ISBN 978-85-7728-231-9

1. Farmacologia 2. Indústria farmacêutica 3. Medicamento – Controle de qualidade 4. Monitoração de medicamentos 5. Vigilância sanitária I. Capucho, Helaine Carneiro. II Carvalho, Felipe Dias. III. Cassiani, Silvia Helena De Bortoli.

11-11468   CDD-338.476151

Índices para catálogo sistemático:
1. Farmacovigilância : Indústria farmacêutica   338.476151

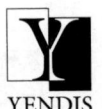

Yendis Editora Ltda.
R. Major Carlos Del Prete, 510 – São Caetano do Sul – SP – 09530-000
Tel./Fax: (11) 4224-9400
yendis@yendis.com.br
www.yendis.com.br

NOTA DO EDITOR

Para a área da Saúde, é de suma importância a correta identificação, avaliação, compreensão e prevenção de efeitos adversos relacionados aos medicamentos utilizados pelos pacientes, garantindo, assim, a sua segurança. Sabendo disso, a Yendis tem orgulho em apresentar a obra *Farmacovigilância: gerenciamento de riscos da terapia medicamentosa para a segurança do paciente*, que amplia e divulga os conhecimentos da farmacovigilância no Brasil e em outros países da America Latina e Europa, discutindo, inclusive, outros temas relacionados à área.

Reunindo renomados profissionais e pesquisadores nacionais e internacionais, esta obra trata dos conceitos e práticas relacionadas à terapêutica medicamentosa, abrangendo inclusive aspectos relacionados ao impacto econômico das ações de farmacovigilância. Dessa forma, a Yendis Editora espera contribuir para a fomentação da educação na área de Farmácia, qualificando e aprimorando o atendimento prestado pelos profissionais da saúde.

ORGANIZADORES

Helaine Carneiro Capucho

Farmacêutica pela Universidade Federal de Ouro Preto (UFOP). Doutoranda em Ciências pela Escola de Enfermagem de Ribeirão Preto (EERP-USP). Mestre em Ciências Farmacêuticas pela Faculdade de Ciências Farmacêuticas de Ribeirão Preto (FCFRP-USP). Especialista em Farmácia Hospitalar pela Sociedade Brasileira de Farmácia Hospitalar e Serviços de Saúde (SBRAFH). Possui MBA em Marketing pela Fundace/Fearp-USP. Curso de Farmácia Clínica pela Universidad de Chile. Gerente de Riscos Sanitários e Presidente do Comitê de Segurança do Paciente do Hospital das Clínicas da Faculdade de Medicina de Ribeirão Preto (HCFMRP-USP) de 2007 a 2011. Presidente da SBRAFH Regional de São Paulo e do Conselho Editorial da Revista Brasileira de Farmácia Hospitalar e Serviços de Saúde. Assessora técnica da Comissão de Incorporação de Tecnologias do Ministério da Saúde.

Felipe Dias Carvalho

Farmacêutico pela Universidade Federal de Ouro Preto (UFOP). Mestre em Ciências Médicas pela Faculdade de Medicina de Ribeirão Preto (FMRP-USP). Especialista em Farmácia Hospitalar pela Sociedade Brasileira de Farmácia Hospitalar e Serviços de Saúde (SBRAFH). Possui MBA em Administração de Organizações pela Fundace/Fearp-USP. Farmacêutico da Faculdade de Ciências Farmacêuticas de Ribeirão Preto (FCFRP-USP), conselheiro fiscal da SBRAFH, consultor *ad hoc* da Agência Nacional de Vigilância Sanitária (Anvisa), vice-diretor da seccional de Ribeirão Preto e professor em diversos cursos de pós-graduação na área de Ciências Farmacêuticas e Farmácia Hospitalar.

Silvia Helena De Bortoli Cassiani

Professora-titular e diretora da Escola de Enfermagem de Ribeirão Preto (EERP-USP), entre 2010 e 2014. Membro da Rede Internacional de Enfermagem e Segurança do Paciente, afiliada à OPS/Washington. Coordenadora e fundadora da Rede Brasileira de Enfermagem e Segurança do Paciente (Rebraensp). Autora de livros e coordenadora de pesquisas sobre o tema "Erros de Medicação e Segurança do Paciente".

AUTORES

Adolfo Figueiras Guzmán

Farmacêutico. Doutor em Medicina pela Universidade de Santiago de Compostela (USC). Professor-titular de Saúde Pública da USC. Linha de investigação em Farmacoepidemiologia. Publicou mais de 50 artigos em revistas como *JAMA, American Journal of Epidemiology, Epidemiology, Medical Care* e *Drug Safety*. Investigador principal em mais de dez projetos de investigação, alguns em colaboração com Portugal, Itália e Argentina. Membro do conselho editorial de *Drug Saf.* e *J Eval Clin Pract*.

Adriano Max Moreira Reis

Farmacêutico. Doutor em Ciências pela Universidade de São Paulo (USP); mestre em Ciências Farmacêuticas pela Universidade Federal de Minas Gerais (UFMG); professor-adjunto da Faculdade de Farmácia da UFMG.

Adryella de Paula Ferreira Luz

Farmacêutica e bioquímica pela Universidade São Judas Tadeu, com mais de dez anos de experiência em Análises Clínicas; mestre em Ciências da Saúde na disciplina de Infectologia na Universidade Federal de São Paulo (Unifesp). Professora de pós-graduação em Farmácia Hospitalar pelas Faculdades Oswaldo Cruz e em Farmácia Clínica pela Universidade Gama Filho. Especialista em Análises Clínicas pelo CBES.

Ajith Kumar Sankarankutty

Professor da Divisão de Cirurgia Digestiva, Departamento de Cirurgia e Anatomia da Faculdade de Medicina de Riberão Preto da Universidade de São Paulo (FMRP-USP).

Catherine Stragliotto Isoppo

Farmacêutica. Mestranda pela pós-graduação em Medicina e Ciências da Saúde da Pontifícia Universidade Católica do Rio Grande do Sul (PUC-RS). Especialista em Atenção Farmacêutica e Farmácia Clínica pelo Instituto Racine. Graduada em Farmácia Industrial pela Faculdade de Farmácia da PUC-RS. Atuou em Farmacovigilância e Farmácia Clínica na Emergência. Membro do Controle de Infecção e Núcleo de Vigilância Epidemiológica Hospitalar.

Clarice Alegre Petramale

Médica formada pela Faculdade de Medicina da Universidade de São Paulo (FMUSP). Médica-residente em Infectologia pelo Hospital Emílio Ribas (HCFMUSP). Especialista em Saúde Pública e Medicina Tropical pela USP. Em atividade na Anvisa desde 2001, onde implementa o projeto Hospitais Sentinela: estratégia brasileira para a vigilância de medicamentos e produtos para a saúde. Coordenadora da Comissão de Incorporação de Tecnologias do Ministério da Saúde (CITEC/SCTIE/MS).

Eliane Ribeiro

Farmacêutica-bioquímica pela Universidade Estadual Paulista (Unesp). Professora-doutora do Departamento de Farmácia da Faculdade de Ciências Farmacêuticas da Universidade de São Paulo (FCF-USP). Doutora em Ciências Farmacêuticas pela USP. Mestre em Administração de Empresas pela Fundação Getúlio Vargas (FGV). Especialista em Farmácia Hospitalar pela Faculdade de Medicina da

Universidade de São Paulo (FMUSP). Diretora da Divisão de Farmácia e Laboratório Clínico do Hospital Universitário da Universidade de São Paulo (HU-USP).

Gilberto Marcelo Sperandio da Silva

Doutor em Farmacologia pela Universidade Federal do Rio de Janeiro (UFRJ). Mestre em Microbiologia. Graduado em Farmácia. Servidor da Fundação Oswaldo Cruz (Fiocruz); orientador no mestrado do Ipec-Fiocruz; professor e orientador do mestrado do Centro Universitário Augusto Motta (Unisuam). Possui experiência na área de Farmacovigilância.

Inés Ruiz Álvarez

Farmacêutica pela Universidad de Chile (UC). Pós-graduada em Epidemiologia Clínica, Bioestatística, Metabolismo de Fármacos, Farmacocinética e Biofármacia. Aperfeiçoamento pela Addiction Research Foundation, Toronto (Canadá), dirigida por Claudio Naranjo. Pesquisas e publicações em farmacovigilância e utilização de medicamentos. Atuação em Cardiologia, Nefrologia e Farmacologia Clínica no Hospital Clínico da UC. Membro do Comitê de Farmacovigilância, Centro Nacional de Informação de Medicamentos e Farmacovigilância, Ministério da Saúde, Chile (1995-2008).

Jorge Polónia

Professor-associado com Agregação de Terapêutica da Faculdade de Medicina da Universidade do Porto. Professor Catedrático Convidado da Universidade de Aveiro. Consultor de Hipertensão do Hospital Pedro Hispano. Especialista e Consultor Hospitalar em Medicina Interna. Especialista em Farmacologia Clínica pela Ordem dos Médicos. Especialista Europeu em Hipertensão Clínica. Ex-presidente da Associação/Sociedade Portuguesa de Hipertensão. Coordenador da Unidade de Farmacovigilância do Norte do INFARMED.

Lílian Vannucci dos Reis

Graduanda em Pedagogia pela Universidade de Franca (Unifran). Técnica em Enfermagem pelo Centro Interescolar do Hospital das Clínicas da Faculdade de Medicina de Ribeirão Preto (HCFMRP-USP). Magistério pela Faculdade

Barão de Mauá de Ribeirão Preto para lecionar em nível Professor I, Mobral e pré-primário. Secretária do Serviço de Gerenciamento de Piscos do HCFMRP-USP.

Marcela Jirón Aliste

Farmacêutica. Doutora em Ciências Farmacêuticas e Mestre em Epidemiologia Clínica pela Universidad de Chile (UC). Aperfeiçoamento pela University of Toronto, Canadá, e Hospital 12 de Octubre, Espanha. Certificada pela ACRP, Harvard College, USA, para execução de estudos com boas práticas clínicas. Professora de Farmacologia Clínica, Farmácia Clínica e Farmacoepidemiologia pela UC. Investigadora e conferencista convidada nas áreas de Farmacoepidemiologia e Atenção Farmacêutica. Coordenadora do Curso Latinoamericano de Farmácia Clínica da UC.

María Elena López González

Farmacêutica. Doutoranda em Farmacoepidemiologia pela Universidade de Santiago de Compostela (USC). Master em Investigação e Desenvolvimento de Medicamentos pela Universidade de Navarra. Bacharel em estudos avançados em Saúde Pública da USC. Realizou estágios na Agência Europeia do Medicamento (EMEA) em Londres e na Agência Espanhola de Medicamentos e Produtos de Saúde em Madri. Trabalha na área de Sabidas Exterior em Vigo.

Marcelo Polacow Bisson

Farmacêutico pela Faculdade de Ciências Farmacêuticas de Ribeirão Preto (FCFRP-USP). Doutor e mestre pela Faculdade de Odontologia de Piracicaba (FOP-Unicamp). Membro e especialista em Farmácia Hospitalar pela Sociedade Brasileira de Farmácia Hospitalar (SBRAFH). Ganhador de menção honrosa no Prêmio Nacional de Incentivo à Promoção do Uso Racional de Medicamentos (2010). Vice-presidente (segundo mandato) do Conselho Regional de Farmácia de São Paulo (CRF-SP), tendo sido diretor secretário-geral entre 2001 e 2002.

Maria Eulália Lessa do Valle Dallora

Doutora em Ciências Médicas pela Faculdade de Medicina de Ribeirão Preto (FMRP-USP). Mestre em Saúde na Comunidade pela FMRP-USP. Graduada em Estatística pela Universidade Federal de São Carlos (UFScar). Possui MBA em Gestão em Saúde pela Fundação Getúlio Vargas (FGV), MBA em Gestão Hospitalar pelo Instituto de Administração Hospitalar e Ciências da Saúde do Rio Grande do Sul (IAHCS-RS). Diretora da Assessoria Técnica do Hospital das Clínicas da Faculdade de Medicina de Ribeirão Preto (HCFMRP-USP). Possui experiência nas áreas de Saúde Coletiva, Gestão em Saúde e Gestão Hospitalar.

Maria Teresa Ferreira Herdeiro

Farmacêutica. Doutora em Saúde Pública pela Universidade de Santiago de Compostela (USC). Mestre em Ciências e Engenharia Alimentar. Especialista em Registros e Regulamentação Farmacêutica. Professora-coordenadora do Instituto Politécnico de Saúde do Norte da Cooperativa de Ensino Superior, Politécnico e Universitário (IPSN-CESPU). Professora-auxiliar na Universidade de Aveiro. Publicou vários artigos sobre o tema da Farmacoepidemiologia em revistas como *JAMA* e *Drug Saf*. Bolsista de pós-doutorado da Fundação para a Ciência e Tecnologia (FCT) e investigadora principal em projeto financiado pela FCT nesta área.

Marizete Balen

Especialista em Avaliação de Tecnologia em Saúde pela Universidade Federal do Rio Grande do Sul (UFRGS). Especialista em Administração Hospitalar pelo Instituto de Administração Hospitalar de Ciências e Saúde. Graduada em Farmácia pela Universidade Federal de Santa Maria (UFSM). Coordenadora-técnica de suprimentos, diretora-técnica da farmácia e gerente de risco do Hospital São Lucas da Pontifícia Universidade Católica do Rio Grande do Sul (PUC-RS). Membro da Comissão de Controle de Infecção, Comissão de Farmácia e Terapêutica e Comissão de Segurança do Paciente.

Mayara da Costa Chambela

Graduada em farmácia pelo Centro Universitário Augusto Motta. Mestranda do curso de Pesquisa Clínica em doenças infecciosas do Instituto de Pesquisa Clínica Evandro Chagas da Fundação Oswaldo Cruz (IPEC-Fiocruz). Executa o projeto análise de marcadores preditivos de evolução na doença de Chagas. Possui experiência em Farmacovigilância, com atuação constante em projetos nessa área.

Sandra Cristina Brassica

Farmacêutica e bioquímica graduada pela Universidade Paulista com experiência em Farmácia Hospitalar e Clínica. Mestre em Ciências Farmacêuticas pela Universidade de São Paulo (USP). Farmacêutica clínica das unidades de terapia intensiva pediátrica e neonatal, cuidados intermediários e maternidade do Hospital Universitário da USP.

Susana Branquinho

Especialista em Oncologia Clínica pela Escola de Enfermagem de Ribeirão Preto da Universidade de São Paulo (EERP-USP). Graduada e licenciada em Enfermagem pela EERP-USP. Enfermeira do gerenciamento de riscos do Hospital das Clínicas da Faculdade de Medicina de Ribeirão Preto (HCFMRP-USP). Enfermeira da Vigilância Sanitária Municipal de Jardinópolis. Membro do Comitê de Segurança do Paciente do Hospital das Clínicas de Ribeirão Preto (HCRP). Membro do Comitê Transfusional do HCRP.

Tania Azevedo Anacleto

Mestre em Ciências Farmacêuticas pela Universidade Federal de Minas Gerais (UFMG). Especialista em Saúde Pública. Possui aperfeiçoamento em Farmácia Clínica pela Universidade do Chile. Vice-presidente do Instituto para Práticas Seguras no Uso de Medicamentos (ISMP–Brasil). Representante do Brasil no International Medication Safety Network (IMSN). Coordenadora da assistência farmacêutica da Fundação Hospitalar do Estado de Minas Gerais (FHEMIG) e farmacêutica do Centro de Especialidades Divino Ferreira Braga em Betim.

Wilson Moraes Góes

Mestre em Saúde na Comunidade. Especialista em análise e projeto de sistemas de informação. Graduado em Matemática. Diretor de Informática do Hospital das Clínicas da Faculdade de Medicina de Ribeirão Preto da Universidade de São Paulo (HCFMRP-USP). Professor das Faculdades Claretianas de Batatais e do Centro Universitário Moura Lacerda de Ribeirão Preto, atuando nos cursos de Administração, Ciências Contábeis, Sistemas de Informação e Gestão de Tecnologia da Informação. Autor do livro *Excel Avançado*.

Sumário

Prefácio XVII

Apresentação XIX

1. A farmacovigilância e sua relação com a segurança do paciente 1
   Helaine Carneiro Capucho
   Felipe Dias Carvalho
   Silvia Helena De Bortoli Cassiani

2. História da farmacovigilância no Brasil 11
   Mayara da Costa Chambela
   Gilberto Marcelo Sperandio da Silva

3. A farmacovigilância na Espanha e em Portugal 27
   Maria Teresa Ferreira Herdeiro
   Adolfo Figueiras Guzmán
   María Elena López González
   Jorge Polónia

4. Alguns aspectos da farmacovigilância no Chile 37
   Inés Ruiz Álvarez
   Marcela Jirón Aliste

5. Reações adversas a medicamentos 47
   Adriano Max Moreira Reis

6. Inefetividade terapêutica de medicamentos 65
   Helaine Carneiro Capucho

7. **Queixas técnicas sobre medicamentos** 79
   Felipe Dias Carvalho
   Marizete Balen
   Catherine Stragliotto Isoppo

8. **Erros de medicação:
   prescrição, dispensação e administração** 87
   Silvia Helena De Bortoli Cassiani
   Tania Azevedo Anacleto
   Ajith Kumar Sankarankutty

9. **Interações medicamentosas e interações
   medicamentos-alimentos** 103
   Marcelo Polacow Bisson
   Adryella de Paula Ferreira Luz

10. **Uso *off-label* de medicamentos** 115
    Sandra Cristina Brassica
    Eliane Ribeiro

11. **Atividade de farmacovigilância:
    fundamentos práticos para a obtenção das informações,
    realização da investigação e tomada de ações** 127
    Helaine Carneiro Capucho

12. **Estímulo ao relato espontâneo: a experiência de um
    hospital de ensino da Rede Sentinela** 149
    Helaine Carneiro Capucho
    Susana Branquinho
    Lílian Vannucci dos Reis
    Wilson Moraes Góes
    Maria Eulália Lessa do Valle Dallora

13. **Impacto econômico das ações de farmacovigilância
    em estabelecimentos de saúde** 173
    Felipe Dias Carvalho

14. **O projeto dos hospitais sentinela
    e a gerência de risco sanitário hospitalar** 191
    Clarice Alegre Petramale

Prefácio

Foi com muito prazer e (confesso!) uma ponta de orgulho pessoal que aceitei a tarefa de escrever este prefácio para o livro de farmacovigilância dos professores Helaine Capucho, Felipe Dias e Silvia Cassiani.

A farmacovigilância constitui-se, desde a metade do século passado, como ferramenta indispensável para a vigilância de medicamentos e, por esse motivo, seu conhecimento e domínio devem ser permanentemente estimulados entre todos os profissionais de saúde.

Desde as primeiras ocorrências de eventos adversos provocadas por medicamentos (xarope com etileno glicol e talidomida), até as mais recentes (inibidores da COX–2, sibutramina, entre outras), a organização desse campo do conhecimento tem proporcionado inúmeros benefícios para a toda a sociedade, posto que, por meio dele, tem-se limitado a utilização e/ou a retirada do mercado de substâncias cujo benefício não vale o risco.

Nos anos que passei na direção da Agência Nacional de Vigilância Sanitária (Anvisa), procuramos estimular junto aos profissionais de saúde a apropriação do conhecimento e a prática da vigilância e notificação sobre comportamento dos fármacos quando já em utilização no mercado. Fruto dessa convicção, apoiamos e ampliamos a já implementada, à época, rede de Hospitais Sentinela, experiência inovadora não só no Brasil, mas também fora dele e que hoje se afigura como de excelência.

Tivemos a oportunidade de criar outro instrumento que pode ser reconhecido, no futuro, como adequado para o conhecimento do comportamento dos medicamentos, seu monitoramento e subsídio para as ações decorrentes dos dados alcançados – o Programa Farmácias Notificadoras.

É inaceitável que, em um país continental como o Brasil, possuidor de um número muito grande de estabelecimentos farmacêuticos (exagerado até), o uso de medicamentos não seja, em primeiro lugar, promovido pelos profissionais (farmacêuticos e seus auxiliares) que neles trabalham de forma racional e, secundariamente, não se estimule a busca ativa por eventos adversos, desvios de qualidade e outras intercorrências com os produtos ali dispensados aos pacientes.

Sem dúvida alguma, uma das causas dessa situação é a falta de conhecimento por parte dos profissionais de como fazê-lo, e o "Farmácias Notificadoras" procura suprir essa deficiência.

A farmacovigilância, assim como a tecnovigilância e a hemovigilância, não está ainda incorporada nas grades curriculares dos cursos da área de saúde. Por conseguinte, é nítida a deficiência clara dos profissionais e a dificuldade de organização de um sistema que proporcione dados robustos e respostas ágeis aos problemas quando aparecem.

É preciso estimular a "cultura da notificação", mas para que isso seja possível necessitamos estar preparados para "enxergar" o evento adverso, o desvio de qualidade etc.

Por fim, resta-me parabenizar os autores de tão necessária e oportuna obra, esperando que seus leitores, mais do que ganhar importante bagagem de conhecimento, difundam as ideias nela contidas, para que no breve futuro a farmacovigilância seja uma prática incorporada no cotidiano dos profissionais de saúde.

Boa leitura!

Prof. Dr. Dirceu Raposo de Mello
Diretor-presidente da Anvisa
(2005-2010)

Apresentação

Em âmbito mundial, os fármacos são o recurso terapêutico mais amplamente utilizado na assistência à saúde. Sua utilização remonta à Antiguidade, com o uso de chás, infusões, emplastos, e chega até os dias atuais, com o advento dos medicamentos, que serviram para veicular, adequar dosagens e vias de administração, além de aumentar a estabilidade dos fármacos. Entretanto, apesar de todo o "arsenal" tecnológico empregado desde a Segunda Guerra Mundial, os medicamentos ainda representam riscos à saúde dos pacientes que fazem uso de farmacoterapia, seja em decorrência de reações idiossincrásicas, da má qualidade dos medicamentos ou de erro.

Diminuir esses riscos é o principal objetivo da farmacovigilância, definida pela Organização Mundial da Saúde (OMS) como ciência e atividades relativas à identificação, avaliação, compreensão e prevenção de efeitos adversos ou qualquer outro problema relacionado aos medicamentos, após a inserção desses produtos no mercado, cujo principal objetivo é a promoção da segurança dos pacientes que fazem uso de farmacoterapia.

O anseio por compartilhar, ampliar e divulgar conhecimentos sobre farmacovigilância e a percepção dos organizadores sobre a necessidade de publicações nacionais sobre este tema de grande importância para os estabelecimentos de saúde brasileiros, motivaram a criação da presente obra, cujo público-alvo são profissionais, pesquisadores, professores, estudantes de graduação e pós-graduação e gestores da área da saúde.

Esta publicação traz informações e conhecimentos atualizados sobre políticas, estrutura, processos e resultados relativos à farmacovigilância e tem como principais características a objetividade e a aplicabilidade das informações aqui contidas na prática diária dos estabelecimentos de saúde.

A elaboração deste livro contou com a participação de 25 profissionais com conhecida *expertise* sobre o tema e que estudam ou atuam na área de farmacovigilância em diferentes países. O livro é composto por 14 capítulos que tratam desde os conceitos e fundamentos até as práticas mais modernas de farmacovigilância, contendo embasamento teórico e relatos de experiências práticas vivenciadas no Brasil e no exterior.

O fato de este livro ter sido desenvolvido para orientar a prática de Farmacovigilância particularmente em estabelecimentos de saúde, não exclui a possibilidade de sua utilização por profissionais e pesquisadores ligados à indústria farmacêutica, farmácias comunitárias e drogarias, representando um instrumento valioso para aqueles profissionais envolvidos e comprometidos com a segurança dos pacientes e a melhoria da qualidade da terapia medicamentosa.

Certos de estarmos contribuindo para a consolidação e a qualificação da farmacovigilância nos estabelecimentos de saúde brasileiros e, consequentemente, para a melhoria da qualidade da assistência sanitária prestada e para a segurança dos pacientes atendidos, agradecemos a todos os autores que prontamente aceitaram nosso convite e ao apoio da Yendis Editora, desejando a você, leitor, bom proveito deste rico material.

Os organizadores

1

A FARMACOVIGILÂNCIA E SUA RELAÇÃO COM A SEGURANÇA DO PACIENTE

Helaine Carneiro Capucho

Felipe Dias Carvalho

Silvia Helena De Bortoli Cassiani

Segundo a *Farmacopeia Brasileira*,[1] medicamento é o produto farmacêutico tecnicamente obtido ou elaborado que contém um ou mais fármacos e outras substâncias, com finalidade profilática, curativa, paliativa ou para fins de diagnóstico.

Os medicamentos contribuem de forma significativa para melhorar a qualidade de vida dos indivíduos que deles fazem uso, sendo a tecnologia sanitária mais utilizada no cuidado à saúde. Entretanto, seu uso não é isento de riscos,[2] o que os torna uma fonte comum de incidentes nos tratamentos sanitários, que incluem qualquer irregularidade no processo de uso do medicamento, como uma reação adversa, um potencial evento adverso ou erros de medicação. Eles podem ocorrer em qualquer ponto do processo de uso de medicamentos, como a prescrição, transcrição, dispensação ou administração.[3]

A ocorrência de um incidente não quer dizer, necessariamente, que este causará dano ao paciente, mas que se trata de uma circunstância que tem potencial para isto. Os incidentes podem ser: sem dano; com dano, mais conhecido como evento adverso; ou *near misses*, quando um incidente poderia atingir o paciente, podendo ou não causar danos, mas foi interceptado antes de chegar ao paciente.[4]

Um evento adverso contribui para um dano ao paciente, e pode ser definido como prejuízo temporário ou permanente da função ou estrutura do corpo: física, emocional ou psicológica, seguida ou não de dor, requerendo uma intervenção profissional. Está relacionado à prestação da assistência ao paciente, e não à evolução natural da lesão ou doença de base.[5] Portanto, qualquer dano ocorrido durante a provisão de farmacoterapia é chamado de evento adverso relacionado aos medicamentos.[6]

Eventos adversos relacionados aos medicamentos acontecem frequentemente com pacientes que fazem uso de farmacoterapia, havendo relatos de incidência em 6,5% dos pacientes adultos internados[7] e em 27,4% dos pacientes adultos ambulatoriais.[8]

Revisões sistemáticas mostraram que 5 a 8% das internações hospitalares estão relacionadas a eventos adversos a medicamentos,[8,9] e tem como consequências o prolongamento dessa hospitalização, utilização de recursos adicionais, absenteísmo do trabalho e redução da satisfação do paciente,[10,11] além de consumir parcela substancial dos recursos de saúde para sua resolução.[12-14]

Segundo o Institute of Medicine, dos Estados Unidos, estima-se que, em média, um paciente hospitalizado esteja sujeito a um erro de medicação por dia.[15] Eles são a principal causa de eventos adversos a medicamentos e uma das principais causas evitáveis de danos ao paciente[3,16] e, por isso, devem ser vistos como prioridade para intervenções nos diferentes processos, de forma a minimizá-lo, visando à segurança do paciente.[15]

O conhecimento de fatores de risco específicos para os eventos adversos relacionados aos medicamentos permite implantar ações direcionadas para sua prevenção e para a melhoria da segurança do sistema de utilização de medicamentos no âmbito hospitalar.[17,18] Portanto, o gerenciamento de risco do processo de utilização de medicamentos representa um importante instrumento para a saúde pública.[19]

Risco é um conceito muito antigo, definido como a probabilidade da ocorrência de um evento desfavorável.[20] Para a Agência Nacional de Vigilância Sanitária (Anvisa), risco é a probabilidade de ocorrência de um dano, que deve ser proporcional não apenas à probabilidade do evento, mas também à gravidade do dano.[21,22] Denomina-se o processo que envolve a identificação de fatores de riscos em um serviço de saúde como gerenciamento de riscos sanitários.

O gerenciamento de riscos também é o foco principal da Vigilância Sanitária, cujo principal objetivo é garantir a segurança sanitária de produtos e serviços oferecidos à população,[22] já que, historicamente, a eficácia e a segurança das tecnologias de saúde, como medicamentos, materiais e equipamentos médico-hospitalares, têm sido objeto de constante preocupação das autoridades governamentais, dos profissionais de saúde e dos usuários, pois essas variáveis são estritamente relacionadas à qualidade da atenção prestada ao paciente.[23]

Nos Estados Unidos, o conhecimento quanto ao risco clínico e à nomenclatura utilizada para os riscos diretamente relacionados aos pacientes incentivou a criação de programas de gerenciamento de riscos em hospitais na década de 1970, o que fez surgir a figura do gerente de risco.[21,23]

Segundo a agência norte-americana Food and Drug Administration (FDA), o gerenciamento de riscos é um processo interativo de avaliação da relação risco-benefício de produtos e serviços de saúde e de desenvolvimento e implementação de ferramentas para minimizar os riscos, enquanto preserva os benefícios desses produtos e serviços.[25]

No Brasil, essa prática tem sido constantemente estimulada pelas organizações governamentais. A atividade de gerenciamento de riscos tem sido cada vez mais frequente nos hospitais brasileiros, principalmente naqueles que adotaram algum processo de acreditação/certificação de qualidade, especialmente a Joint Commission International, que dá ênfase ao gerenciamento de riscos de processos assistenciais, e nos hospitais que fazem parte da Rede Brasileira de Hospitais Sentinela da Anvisa.[26]

Outra iniciativa governamental foi a publicação da Portaria Interministerial do Ministério da Saúde e Ministério da Educação n. 2.400, de 2 de outubro de 2007,[27] que impõe como pré-requisito para certificação de hospitais de ensino, o desenvolvimento de atividades de farmacovigilância, hemovigilância e tecnovigilância em saúde. Essa exigência da Portaria reforça que os processos de monitoração e acompanhamento periódico dos cuidados aos pacientes fazem-se necessários para identificar se os objetivos terapêuticos estão sendo alcançados e se, durante a terapêutica medicamentosa, estão ocorrendo situações que demandariam intervenções, como o aparecimento de eventos adversos relacionados aos medicamentos.[28]

Mais recentemente, por meio da RDC n. 2/2010 da Anvisa, a atividade de gerenciamento de riscos passou a ser uma exigência dessa agência aos estabelecimentos de saúde, pois requer que eles possuam uma sistemática de monitoração e gerenciamento de riscos das tecnologias em saúde, visando à redução e minimização da ocorrência dos eventos adversos.[21]

O gerenciamento de riscos em organizações de saúde tem, basicamente, três objetivos principais: aumentar a segurança dos pacientes e dos profissionais de saúde, melhorar a qualidade da assistência prestada e, com isso, reduzir os custos com o tratamento de eventos adversos preveníveis.[29] Por esse motivo, o acompanhamento da ocorrência de incidentes e da qualidade dos produtos utilizados na assistência à saúde é um importante instrumento para a segurança do paciente.[30]

Para que os riscos sejam gerenciados e as melhorias executadas no intuito de sanar tais riscos, é mister que estes sejam conhecidos. Assim, esforços são necessários para identificá-los antes que resultem em incidentes com danos aos pacientes.[31,32]

A identificação de um único evento adverso pode, por vezes, revelar um problema suficientemente importante que envolve risco de morte, seja por um erro de medicação ou um material com desvio de qualidade, o que deve levar à mudança de um processo assistencial ou do produto para minimizar os riscos e evitar que ocorra um novo evento.[33] Para tanto, devem-se prevenir os riscos, identificando-os, analisando a origem e propondo ações preventivas. A análise dos riscos tem como objetivo estimar fatores que interfiram na segurança e os potenciais danos que podem acometer o indivíduo; tais avaliações servem de subsídios para controle e prevenção dessa exposição.[34]

Autores afirmam que há relação direta da implementação na cultura de segurança nas instituições de saúde com a diminuição dos eventos adversos e da mortalidade, resultando em melhoria na qualidade da assistência prestada.[35,36]

Para que haja uma mudança cultural, é essencial a compreensão dos líderes em relação aos conceitos de segurança do paciente. Para tanto, a liderança da instituição de saúde deve acreditar em uma cultura não punitiva, que aborde as falhas de forma sistêmica. Os membros da equipe devem sentir-se seguros ao informar sobre os erros e entender que estes ocorrem muito mais frequentemente devido à existência de sistemas ruins, e não por causa de pessoas ruins.[37] Os sistemas não punitivos e o fluxo contínuo de informações sobre incidentes valorizam a notificação e demonstram que esta será utilizada para a melhoria dos processos.[38]

Ao gerenciamento de riscos relacionados aos medicamentos dá-se o nome de farmacovigilância, que, segundo a Organização Mundial da Saúde, é a "ciência relativa à detecção, avaliação, compreensão e prevenção dos efeitos adversos ou quaisquer problemas relacionados a medicamentos quando estes são liberados para comercialização".[39] Dessa forma, a farmacovigilância estuda os riscos e benefícios dos efeitos do uso, agudo ou crônico, de terapias medicamentosas.

Atualmente, os serviços de farmacovigilância, ligados ou não a uma gerência de risco, têm ampliado o seu campo de atuação, fazendo a vigilância não só do produto medicamento, mas também de todo o processo de utilização no ambiente hospitalar.

No âmbito da farmacovigilância, os principais eventos adversos monitorados são as reações adversas, a inefetividade terapêutica, os desvios de qualidade que afetam a saúde dos usuários, os erros de medicação, as interações medicamentosas e os problemas decorrentes do uso *off-label*,[34] temas que serão abordados em capítulos específicos deste livro.

O sistema de medicação em um estabelecimento de saúde é um processo complexo que envolve várias etapas, as quais dependem de uma série de decisões e ações interrelacionadas, envolvendo profissionais de diversas áreas, bem como o próprio paciente.

Aquelas instituições de saúde que queiram oferecer uma assistência segura para seus pacientes devem definir, como prioridade em suas estratégias, o gerenciamento de riscos do processo de medicação, e, para tanto, é fundamental que conheçam as características do sistema de medicação do estabelecimento de saúde, que se obtenha o apoio da alta administração e se estabeleça a infraestrutura necessária para iniciar as atividades do gerenciamento de riscos do uso de medicamentos, ou seja, atividades de farmacovigilância.

Referências Bibliográficas

1. Brasil. Agência Nacional de Vigilância Sanitária. Farmacopeia Brasileira. Brasília: Anvisa; 2010.
2. Otero MJ, Dominguez-Gil A. Acontecimientos adversos por medicamentos: una patologia emergente. Farm Hosp. 2000;24(4):258-66.
3. Morimoto T, Gandhi TK, Seger AC, Hsieh TC, Bates DW. Adverse drug events and medication errors: detection and classification methods. Qual Saf Health Care. 2004;13:306-14.
4. World Health Organization. World Alliance for Patient Safety. WHO Taxonomy. The conceptual framework for the internacional classification for patient safety. Version 1.1 Final technical report. Chapter 3. The international classification for patient safety key concepts and preferred terms [internet]. Genebra: Organização Mundial da Saúde; 2009 [acesso em 4 jul 2011]. Disponível em: http://www.who.int/patientsafety/taxonomy/icps_chapter3.pdf
5. Runciman W, Hibbert P, Thomson R, Van Der Schaaf T, Sherman H, Lewalle P. Towards an International Classification for Patient Safety: key concepts and terms. Int J Qual Health Care. 2009;21(1):18-26.
6. Committee of Experts on Management of Safety and Quality in Health Care. Expert group on safe medication practices. Glossary of terms related to patient and medication safety [internet]. 2005 [citado 3 ago 2010]. Disponível em: http://www.bvs.org.ar/pdf/seguridadpaciente.pdf

7. Bates DW, Cullen DJ, Laird N, Petersen LA, Small SD, Servi D, et al. Incidence of adverse drug events and potential adverse drug events. Implications for prevention. ADE Prevention Study Group. JAMA. 1995;274(1):29-34.
8. Winterstein AG, Sauer BC, Hepler CD, Poole C. Preventable drug related hospital admissions. Ann Pharmacother. 2002;36:1238-48.
9. Beijer HJM, de Blaey CJ. Hospitalisations caused by adverse drug reactions (ADR): a meta-analysis of observational studies. Pharm World Sci. 2002;24:46-54.
10. Bates DW, Spell N, Cullen DJ, Burdick E, Laird N, Petersen LA, et al. The costs of adverse drug events in hospitalized patients. Adverse Drug Events Prevention Study Group. JAMA. 1997;277(4):307-11.
11. Gandhi TK, Burstin HR, Cook EF, Puopolo AL, Haas JS, Brennan TA, et al. Drug complications in outpatients. J Gen Intern Med. 2000;15(3):149-54.
12. Kohn LT, Corrigan JM, Donaldson MS. To err is human: building a safer health system. Washington, DC: Institute of Medicine, National Academy Press; 2000.
13. UK Department of Health. An organisation with a memory. London: UK Department of Health; 2000.
14. Johnson JA, Bootman JL. Drug-related morbidity and mortality. A cost-of--illness model. Arch Intern Med. 1995;155:1949-56.
15. Institute of Medicine. Preventing medication errors. Washington, DC: The National Academics Press; 2007.
16. Bates DW, Boyle DL, Vander Vliet MB, Schneider J, Leape L. Relationship between medication errors and adverse drug events. J Gen Intern Med. 1995;10(4):199-205.
17. Bates DW. Preventing medication errors: a summary. Am J Health System Pharm. 2007;64(14):S4-S9.
18. Leape LL, Berwick DM, Bates DW. What practices will most improve safety? Evidence-based medicine meets patient safety. JAMA. 2002;288(4):501-7.
19. van den Bemt PM, Egberts AC, Lenderink AW, Verzijl JM, Simons KA, van der Pol WS, et al. Adverse drug events in hospitalized patients. A comparison of doctors, nurses and patients as sources of reports. Eur J Clin Pharmacol. 1999;55(2):155-8.
20. Bernstein P. The new religion of risk management. Havard Business Review 1996.
21. Anvisa. Resolução – RDC n. 2, de 25 de janeiro de 2010. Dispõe sobre o gerenciamento de tecnologias em saúde em estabelecimentos de saúde. Brasília: DOU n. 17, seção 1, de 26 de janeiro de 2010a.
22. Lopes CD, Lopes FFP. Do risco à qualidade: a vigilância sanitária nos serviços de saúde. Brasília: Anvisa; 2008.

23. Brasil. Ministério da saúde. Proposta de Política Nacional de Tecnologias em Saúde. 2007.
24. Hökerberg YHM, Santos MAB, Passos SRL, Rozemberg B, Cotias PMT, Alves L, et al. O processo de construção de mapas de risco em um hospital público. Cien Saúde Coletiva. 2006;11(2):503-13.
25. Food and Drug Administration. Guidance for Industry Development and Use of Risk Minimization Action Plans. US Department of Health and Human Services Food and Drug Administration Center for Drug Evaluation and Research (CDER) Center for Biologics Evaluation and Research (CBER) [acesso em mar 2005]. Disponível em: http://www.fda.gov/cder/guidance/index.htm
26. Cassiani SHB, organizadora. Hospitais e medicamentos: impacto na segurança dos pacientes. São Caetano do Sul: Yendis; 2010.
27. Brasil. Portaria Interministerial MEC/MS n. 2.400 de 2 de outubro de 2007. Estabelece os requisitos para certificação de unidades hospitalares como Hospitais de Ensino. 2007.
28. Dias MF, Bittencourt MO. Segurança do paciente no período pós-internação hospitalar: a contribuição da farmacovigilância. Revista Racine. 2008;102:76-86.
29. López FJM, Ortega JMR, editores. Manual de gestión de riesgos sanitarios. Madrid: Díaz de Santos; 2001. Concepto y metodología de la gestión de riesgos sanitarios; p. 53-67.
30. Bezerra ALQ, Silva AEBC, Branquinho NCSS, Paranaguá TTB. Análise de queixas técnicas e eventos adversos notificados em um hospital sentinela. Rev Enferm UERJ. 2009;17(4):467-72.
31. Holzmueller CG, Pronovost PJ, Dickman F, Thompson DA, Wu AW, Lubomski LH, et al. Creating the web-based intensive care unit safety reporting system. J Am Med Inform Assoc. 2005;12(2):130-9.
32. Jhung MA, Budnitz DS, Mendelsohn AB, Weidenbach KN, Nelson TD, Pollock DA. Evaluation and overview of the National Electronic Injury Surveillance System-Cooperative Adverse Drug Event Surveillance Project (NEISS-CADES). Med Care. 2007;45(10 Supl 2):S96-102.
33. Murff HJ, Patel VL, Hripcsak G, Bates DW. Detecting adverse events for patient safety research: a review of current methodologies. J Biomed Inform. 2003;36(1-2):131-43.
34. Dias MF, Souza NR, Bittencourt MO, Nogueira MS. Vigilância sanitária e gerenciamento do risco em medicamento. Fármacos & Medicamentos. 2007;2(3):1-9.

35. Naveh E, Katz-navon T, Stern Z. Treatment errors in healthcare: a safety climate approach. Management Science. 2005;51:948-60.
36. Sexton JB, Helmreich RL, Neilands TB, Rowan K, Vella K, Boyden J, et al. The Safety Attitudes Questionnaire: psychometric properties, benchmarking data, and emerging research. BMC Health Serv Res. 2006;6:44.
37. Ghandi TK, Kaushal R, Bates DW. Introdução à segurança do paciente. In: Cassiani SHB, editor. A segurança dos pacientes na utilização da medicação. São Paulo: Artes Médicas; 2004. p. 1-10.
38. López MJO. Errores de medicación y gestión de riesgos. Rev Esp Salud Pública. 2003;77:527-40.
39. Organização Mundial de Saúde. A importância da Farmacovigilância. Monitorização da segurança dos medicamentos. Brasília: OPAS/OMS; 2005. 48p.

2

História da farmacovigilância no Brasil

Mayara da Costa Chambela

Gilberto Marcelo Sperandio da Silva

Introdução

Os medicamentos tornaram-se uma importante ferramenta terapêutica no tratamento e na profilaxia de muitas enfermidades, sendo responsáveis pela melhora da qualidade de vida das pessoas. Para que a farmacoterapia tenha êxito e produza os resultados esperados, é necessário que o medicamento seja usado para a condição clínica apropriada, prescrito na forma farmacêutica, doses e período de duração do tratamento adequados e que o regime terapêutico prescrito seja cumprido.[1]

O impacto do uso de medicamentos em uma sociedade tem várias facetas. Por um lado, os medicamentos podem aumentar a expectativa de vida, erradicar certas doenças, trazer benefícios sociais e econômicos; por outro lado, podem aumentar os custos da atenção à saúde quando utilizados inadequadamente e/ou levar à ocorrência de reações adversas a medicamentos.[2] Contudo, mesmo quando utilizados de forma racional, os medicamentos podem levar ao aparecimento de alguns eventos indesejáveis no decorrer do tratamento. Os eventos adversos podem ser identificados durante a fase de estudo sobre o medicamento, que ocorre antes da comercialização, conhecida como fase clínica. Os testes clínicos com medicamentos ocorrem em três fases distintas, sendo iniciado com voluntários saudáveis e número limitado de pacientes. À medida que a segurança do medicamento é estabelecida nesse grupo, buscam-se informações adicionais em um número maior de indivíduos, incluindo aqueles que apresentam a doença que se quer tratar e outra grande variedade de problemas clínicos. Contudo, o número de pacientes submetidos aos estudos nas fases I a III é limitado, e a seleção e o tratamento dos pacientes geralmente diferem dos métodos utilizados na prática clínica.[3] Há, também, exclusão de muitos subgrupos importantes da população – potenciais usuários –, e esses estudos são realizados por tempo geralmente curto.[4] Os ensaios clínicos são parâmetros experimentais constituídos pelas fases I, II e III, para verificar a eficácia e segurança dos medicamentos durante a pré-comercialização. Esses ensaios clínicos apresentam limitações para os estudos pós-comercialização, também chamados de estudos de fase IV, como:

- número de pacientes e tempo de duração do tratamento reduzido;
- exclusão de pacientes de risco: idosos, grávidas, crianças, hepatopatas, nefropatas e pacientes polimedicados;
- reações adversas de baixa frequência podem não ser detectadas;
- monitoração de doses.[5]

Durante a fase IV, ou fase pós-comercialização, as informações podem ser obtidas por meio de notificação voluntária pelos profissionais de saúde. A notificação voluntária é a metodologia universalmente adotada na farmacovigilância e consiste na coleta e comunicação de reações indesejadas que se manifestam após o uso dos medicamentos.[6] Alguns países ainda utilizam resultados de pesquisas realizadas pelas indústrias e, também, pelas instituições de ensino. Os dados obtidos são úteis, na medida em que tentam esclarecer os efeitos de uso nas condições clínicas, possibilitando a identificação de algumas reações adversas, sendo as mais frequentes as reações graves ou letais, de óbvia detecção, ou de reações que se desenrolam em curto prazo.[4]

CONCEITOS E OBJETIVOS DA FARMACOVIGILÂNCIA

Os conceitos relacionados à farmacovigilância têm passado por várias mudanças, o que pode significar o amadurecimento das atividades a ela relacionadas. Lapote e Carné (1993) conceituaram a farmacovigilância como um conjunto de atividades destinadas a identificar e avaliar os efeitos do uso agudo e crônico dos tratamentos farmacológicos na população ou em subgrupos expostos a tratamentos específicos. Em 2002, a Organização Mundial da Saúde (OMS) ampliou o conceito de farmacovigilância como sendo a ciência relativa à detecção, avaliação, compreensão e prevenção dos efeitos adversos ou quaisquer problemas relacionados a medicamentos. Sob essa ótica, a farmacovigilância passa a ter uma abrangência maior, envolvendo não apenas as reações adversas, mas, também, todo e qualquer evento adverso relacionado aos medicamentos.[7]

Os eventos adversos são entendidos como agravos à saúde de um usuário ou de um paciente que podem estar presentes durante o tratamento com um produto farmacêutico, podendo ser erros de medicação, desvio de qualidade dos medicamentos, reações adversas a medicamentos (RAM), interações medicamentosas e intoxicações.[8,9]

Um fato relevante em relação às RAMs é a constante evolução das indústrias, que fazem cada vez mais pressão sobre os reguladores de medicamentos para abreviar o tempo de revisão para a liberação de novos medicamentos. Em seguida, esses medicamentos novos são registrados e expostos à população, sem que os parâmetros de segurança estejam bem avaliados.[10] Em razão dos riscos potenciais do lançamento de um medicamento sem a devida avaliação, é necessário cada vez mais rigor na análise da segurança desses novos medicamentos expostos à população.[10]

Dentre os objetivos mais importantes da farmacovigilância estão:

- detecção de reações adversas desconhecidas e interações;
- detecção do aumento da frequência das reações adversas conhecidas;
- identificação dos fatores de risco e os possíveis mecanismos de desenvolvimento de reações adversas;

- estimação dos aspectos quantitativos de análise risco-benefício e disseminação da informação necessária para promover a prescrição e regulação dos fármacos, que, em conjunto, têm como metas:
  - uso racional e seguro de medicamentos;
  - gerenciamento, comunicação dos riscos e benefícios dos fármacos no mercado;
  - educação e informação aos pacientes.[7]

MARCOS HISTÓRICOS

Após o famoso incidente com a talidomida em 1961, atividades relacionadas à farmacovigilância passaram a ser levadas mais a sério. A talidomida começou a ser utilizada no ano de 1957, e em pouco tempo foi relacionada a uma anomalia que causava graves malformações congênitas em recém-nascidos de mulheres tratadas durante a gravidez. Isso fez com que a talidomida fosse rapidamente retirada do mercado em um grande número de países.[11] No ano de 1960, o desastre da talidomida afetou 300 bebês no Brasil. Em 2000, outras tragédias ocorreram na associação com tratamento da leishmaniose; o antimoniato de meglumina causou 300 reações adversas locais sérias, algumas resultando em morte.[12,13] Esse fato somente reforçou a iniciativa do desenvolvimento de processos de monitoramento de medicamentos no Brasil.[13]

A FARMACOVIGILÂNCIA NO MUNDO

A necessidade de uma organização voltada para a cooperação internacional na área de segurança foi detectada a partir da ocorrência de reações adversas em muitos países, estes requerendo mais precocemente um sistema de relato de problemas relacionados a medicamentos com larga cobertura sobre a população.[14]

A OMS coordena o sistema de quantificação e detecção de reações adversas, estabelecido em 1968. Inicialmente, foi implantado um projeto piloto em dez países que dispunham de um sistema nacional de notificação de reações adversas. Os países que participaram do projeto piloto foram: Austrália, Canadá, Dinamarca, Alemanha, Irlanda, Holanda, Nova Zelândia, Suécia, Reino Unido e Estados Unidos.[11,15] Atualmente, o programa da OMS é coordenado pelo Centro Colaborador do Uppsala Monitoring Centre, em Uppsala, Suécia, com a supervisão de um comitê internacional. São 134 países que participam do programa da OMS, dos quais 104 são membros oficiais e 30 são considerados membros associados. Os últimos países a entrar no programa foram Eslovenia, Camarões, Burkina Faso, Quênia, Zambia e Iraque, no ano de 2010.[15] O Brasil foi inserido neste programa em 2001, como o 62º membro oficial.[16,17] Outra função desse centro colaborador é receber notificações de todos os países que mantêm a Vigibase, uma base de dados mundial sobre reações adversas aos medicamentos que atualmente contêm mais de 3,8 milhões de notificações, sendo que cerca de 50 mil novos registros são adicionados trimestralmente.[15]

Desde o começo do Programa Internacional, em 1968, muito já foi realizado. Muitos países desenvolveram centros de notificação, e grupos interessados foram estabelecidos. As faculdades de medicina e departamentos de farmacologia locais, dedicados à questão, contribuíram no estabelecimento de centros de informações sobre medicamentos, centros de informações toxicológicas e outras organizações não governamentais. A ideia de que centros de farmacovigilância eram um luxo restrito ao mundo desenvolvido foi substituída pela consciência de que um sistema confiável de farmacovigilância é necessário à saúde pública para promover o uso racional e seguro de medicamentos a um custo efetivo em todos os países. Onde não existe nenhuma infraestrutura regulatória estabelecida, um sistema de monitoramento de medicamentos é uma forma efetiva e custo-eficiente de identificar e minimizar os danos aos pacientes e evitar tragédias em potencial.[10]

Na Europa, desde novembro de 2005, uma nova regulamentação – o sistema de manejamento de risco – foi adicionada a farmacovigilância. O objetivo é antecipar ou minimizar os riscos potenciais ou identificados e melhor informar as populações não estudadas durante os ensaios clínicos.[18] Na França, em adição ao sistema corrente de farmacovigilância baseado no sistema de notificação voluntária, os dados clínicos observados em um dado paciente com um determinado sintoma são levados em consideração e comparados às informações vindas de bases de dados de farmacovigilância, o que é analisado quanto à casualidade.[19]

A Farmacovigilância no Brasil

Os primeiros esforços no sentido de abordar as questões relacionadas às reações adversas ocorreram na década de 1970. Foram editadas algumas legislações, que podem ser consideradas tentativas infrutíferas de desenvolvimento da farmacovigilância.[16] Todavia, um importante referencial foi a Política Nacional de Medicamentos, aprovada em 1998.[16] Esta teve como propósito garantir a segurança, eficácia e qualidade dos medicamentos, a promoção do uso racional e o acesso da população àqueles considerados essenciais.[16]

Durante as décadas de 1980 e 1990, a consciência sobre farmacovigilância começou a ser formada nas escolas de saúde, grupos de defesa do consumidor, centros de informações sobre medicamentos e associações de saúde do profissional.[12] Em abril de 1995, ocorreu em Buenos Aires, na Argentina, a I Reunião para a Elaboração de Estrátegias para a Implementação de Sistemas de Farmacovigilância na América Latina, organizada pela Administración Nacional de Medicamentos, Alimentos y Tecnología Médica-Ministerio de Salud Y Ambiente de la Nacion, com o apoio da Organização Mundial da Saúde e da Organização Panamericana de Saúde, da qual participaram representantes de toda a América Latina. Em decorrência dessa reunião foi nomeada uma comissão de técnicos, com a finalidade de propor um sistema nacional de farmacovigilância, com um centro coordenador ligado a então Secretaria de Vigilância Sanitária, o Ministério da Saúde e os centros regionais. Nessa comissão, foi decidida a realização de uma fase piloto da implantação do Sistema de Notificação Voluntária de Reações Adversas a Medicamentos, que, a partir de 1997, deveria estar aberto à participação de todos os profissionais da área da saúde que exercem suas atividades em diferentes níveis do sistema assistencial, bem como na iniciativa privada.[49] O projeto não foi adiante, e durante a década de 1990 ocorreram iniciativas pioneiras em alguns estados, como Ceará, Paraná, São Paulo e Mato Grosso do Sul.[16]

Nesse período, destaca-se o Sistema Estadual de Farmacovigilância do Ceará, criado em novembro de 1996, a partir de um convênio realizado entre a Universidade Federal do Ceará e a Secretaria de Estado da Saúde do Ceará, tendo com órgão executor o Grupo de Prevenção ao Uso Indevido de Medicamentos.[20,21] Em 1999, foi criada a Agência Nacional de Vigilância Sanitária (Anvisa)[12,16] e, com ela, o Sistema Nacional de Farmacovigilância, gerenciado pela Unidade de Farmacovigilância (Ufarm), unidade esta integrante da nova Gerência Geral de Segurança Sanitária de Produtos de Saúde Pós-comercialização.[13]

A Ufarm é responsável pelo planejamento, a coordenação e a supervisão do processo de formulação e desenvolvimento das diretrizes e normas técnicas de operação sobre o uso e a vigilância de medicamentos. Uma estratégia básica da Ufarm é o desenvolvimento em nível estadual com foco nas Vigilâncias Sanitárias que formarão centros estaduais.[13] Em maio de 2001, foi instituído o Centro Nacional de Monitorização de Medicamentos (CNMM), por meio da Portaria Ministerial MS n. 696 de 7 de maio de 2001. O CNMM está sediado na UFARM, da Gerência Geral de Medicamentos da Anvisa, responsável pela implementação e coordenação do Sistema Nacional de Farmacovigilância (Sinfav).[22,23] Sua principal função é analisar as informações recebidas e encaminhá-las ao banco de dados do Programa Internacional de Monitoramento de Medicamentos da OMS.[24] Um dos passos iniciais para a consolidação do sistema de farmacovigilância brasileiro foi a inserção do Brasil, em 3 de agosto de 2001, como o 62º membro oficial do Programa Internacional de Monitorização de Medicamentos coordenado pelo The Uppsala Monitoring Centre, Suécia, centro colaborador da OMS.[15,16]

A proposta inicial da Ufarm envolvia a participação de centros de farmacovigilância regionais, já implantados ou em implantação, hospitais e médicos sentinelas.[22] A Ufarm optou por iniciar a construção do Sinfav com a implantação de hospitais sentinelas,[22] que são uma "rede nacional constituída por 100 grandes hospitais, motivada para a notificação de efeitos adversos advindos do uso de produtos de saúde, com vistas a obter a informação para a regularização do mercado".[17] Nesse programa são abordados tecnovigilância, hemovigilância, vigilância de saneantes e infecção hospitalar, além da área de farmacovigilância, que visa a monitorar a qualidade e o perfil de segurança dos medicamentos utilizados em nível hospitalar, além de promover o uso racional de medicamentos.[16] É importante destacar que a Anvisa fornece subsídios financeiros e apoio técnico-científico para o desenvolvimento das atividades mencionadas nos hospitais pertencentes à rede.

Entre 2001 e 2003, a Ufarm recebeu 3.540 solicitações por e-mail de informações sobre medicamentos, e os temas mais destacados foram: legislação, RAM ou queixa técnica e restrição ou proibição de medicamentos.[25] Em 2003, 60% das notificações recebidas pela Ufarm vieram dos hospitais sentinelas (Anvisa), de um total de 1983 notificações[26] e, até agosto de 2004, o CNMM acumulou 4.876 notificações.[23] Até março de 2009, os bancos de dados de farmacovigilância da Anvisa possuíam mais de 20 mil notificações de eventos adversos a medicamentos.[27]

Paralelamente, a Anvisa lançou o projeto Farmácias Notificadoras, no ano de 2005, que pretendia ampliar as fontes de notificação de casos suspeitos de efeitos adversos a medicamentos e de queixas técnicas de medicamentos, em parceria com a Vigilância Sanitária e o Conselho Regional de Farmácia de cada estado, estimulando o desenvolvimento de ações de saúde em farmácias e drogarias. Com essa nova postura, a farmácia torna-se o elo entre a população e o Governo.[28] Inicialmente, os estados de São Paulo e Santa Catarina foram os primeiros a desenvolver as atividades no projeto piloto.[29]

Marcos Regulatórios no Brasil

Após a criação da Anvisa, foram criadas várias normas que direcionaram o desenvolvimento de regulamentação específica para a vigilância pós-comercialização de produtos para a saúde.[30] Em 2000, foi publicada a Resolução RDC n. 59, de 27 de junho. Essa resolução determina os requisitos de boas práticas de fabricação de produtos médicos, e internalizou a Resolução Mercosul GMC n. 4/95, sobre boas práticas de armazenamento e distribuição de produtos para saúde.[31]

Em 6 de abril de 2001, foi publicada a resolução RDC n. 56, que aperfeiçoou o conceito de risco sanitário na vigilância sanitária. Essa resolução internalizou a Mercosul GMC n. 72/98, que trata dos requisitos essencias de segurança e eficácia dos produtos para saúde.[32]

Foi publicada em 22 de julho de 2009 a Portaria n. 1.660, com a finalidade de sistematizar e integrar as ações de notificação e investigação de eventos adversos relacionados a serviços e produtos de saúde.[33]

A Anvisa publicou em 11 de julho de 2007 a Consulta Pública n. 70, que tratava da padronização do gerenciamento de medicamentos, insumos farmacêuticos, produtos para saúde, de higiene e saneantes em serviços de saúde, objetivando garantir qualidade, rastreabilidade, segurança e eficácia desses produtos.[34]

Em 10 de fevereiro de 2009 foi publicada a Resolução RDC n. 4 que dispõe sobre as normas de farmacovigilância para detentores de registro de medicamentos (DRM) de uso humano. Tanto as Vigilâncias Sanitárias quanto os DRMs têm a responsabilidade de promover condições melhores de identificação precoce dos problemas relacionados aos medicamentos, reforçando a responsabilidade compartilhada na farmacovigilância.[35] No ano de 2010, a Consulta Pública n. 70/2007 foi convertida em resolução, quando foi publicada a Resolução RDC n. 2, de 25 de janeiro, regulamentando o gerenciamento de tecnologias em saúde nos estabelecimentos de saúde: "O estabelecimento de saúde deve notificar ao Sistema Nacional de Vigilância Sanitária os eventos adversos e queixas técnicas envolvendo as tecnologias em saúde, conforme disposto em normas e guias específicos".[36] De acordo com essa regulamentação, os estabelecimentos de saúde terão prazo de 18 meses, a contar da data de publicação, para implementar as adequações necessárias para o cumprimento do regulamento técnico.[36]

Essas resoluções têm a finalidade de recomendar padrões de trabalho com muita qualidade, permitindo que o Brasil dê um grande passo no fortalecimento da farmacovigilância, desenvolvendo um processo de inovação, com ações essenciais para que o País promova, consecutivamente, proteção à saúde pública para os usuários de medicamentos.

Esse novo padrão de qualidade proporcionará um novo olhar em busca dos riscos aos medicamentos, permitindo o desenvolvimento das atividades de farmacovigilância.[37]

Notificação Voluntária

As notificações são consideradas um dos instrumentos utilizados para monitorar a qualidade dos medicamentos. Elas consistem na coleta e comunicação de reações indesejáveis, manifestadas após uso dos medicamentos.[38]

Os elementos fundamentais desta metodologia são:

- aquisição de dados;
- análise desses dados;
- retorno dos resultados aos interessados e, quando necessário, alerta sobre o uso dos medicamentos.[39]

Até março de 2008, essas notificações de eventos adversos, que chegavam à gerência de farmacovigilância da Anvisa pelo formulário de notificação disponível no seu sítio eletrônico, eram avaliadas e armazenadas, de forma manual, no banco de dados denominado Bdfarm. Relatos de eventos adversos que chegavam à gerência por outros meios eram cadastrados no banco de dados Sisfarmaco. A partir dessa data, com o intuito de receber informações qualificadas diretamente na forma de banco de dados, foi criado o Sistema Nacional de Notificações para a Vigilância Sanitária (Notivisa). Esse banco de dados recebe notificações de eventos adversos de profissionais de saúde ou de pacientes, por meio de formulários de notificação.[40] No entanto, as notificações advindas de pacientes, devem passar por análise do profissional de saúde, não se esquecendo de incentivar a continuidade de notificações.[1,20]

O profissional de saúde deve estar atento para uma possível ligação entre um evento indesejável com o uso de medicamento. Diante de uma suspeita, seu procedimento deverá ser enviar a informação por meio do formulário para um centro de farmacovigilância.[41]

Hospitais Sentinelas

O Projeto Hospitais Sentinelas, composto, atualmente, por 208 hospitais de ensino ou de alta complexidade criado pela Gerência de Vigilância em Serviço de Saúde, tem como principal objetivo construir uma rede de hospitais e colaboradores em todo o país, que realizem procedimentos médicos e atuem como observatório ativo do desempenho e da segurança de produtos de saúde utilizados regularmente: insumos, materiais e medicamentos, saneantes, *kits* para provas laboratoriais e equipamentos médico-hospitalares em uso no Brasil.[41,42]

Diante da realidade, frente à dificuldade de se obter notificação de reações adversas, agravos e queixas técnicas sobre produtos de saúde, a atuação da Anvisa vem sendo comprometida, pois a notificação espontânea não tem atingido o volume e grau de confiança desejável para embasar a regularização do mercado mediante reavaliações futuras de um dado produto.[41,43] Logo o projeto Hospitais Sentinelas prevê responder a essa necessidade da Anvisa de aumentar o número de notificações, enquanto cria um meio intra-hospitalar favorável ao desenvolvimento de ações de vigilância sanitária em hospitais, o que deve resultar em ganhos significativos de qualidade para os serviços e pacientes.[43,44]

Farmacovigilância na Indústria Farmacêutica

O desenvolvimento de novos medicamentos é um processo longo, caro e arriscado. Em função disso, a indústria farmacêutica tem responsabilidade primordial pela segurança dos medicamentos. Os fabricantes estão em posição privilegiada para monitorar a segurança dos medicamentos no começo do desenvolvimento e ao longo da vida do medicamento. Para a indústria farmacêutica, os consumidores são os principais notificadores, e tem sido mostrado que as notificações submetidas diretamente pelas companhias farmacêuticas por consumidores podem ajudar na detecção dos sinais de segurança dos medicamentos.[45] Muitas empresas desenvolveram sistemas de monitoramento inovadores e eficientes, os quais têm contribuído para a identificação de novos sinais relativos à segurança, e uma variedade de ferramentas e algoritmos computacionais para ajudar em grandes bases de dados de segurança. De modo geral, a indústria farmacêutica tem alcançado grandes avanços tecnológicos no desenvolvimento de medicamentos, os quais melhoraram a segurança desses novos produtos.[10]

Considerações Finais

O recebimento de notificações via internet, associado a uma ampla rede de divulgação do programa pela Anvisa, contribuíram para ampliar as classes profissionais envolvidas com o programa de farmacovigilância. Em um primeiro momento, a categoria profissional dos notificadores era formada, basicamente, por farmacêuticos, médicos e enfermeiros. Após o início do recebimento das notificações via internet pela Unidade de Farmacovigilância do Estado do Rio de Janeiro (Unifarj), pôde-se verificar o aumento nas notificações oriundas de técnicos em farmácia, técnicos de enfermagem, odontólogos, além das outras categorias profissionais descritas anteriormente.

Apesar de toda a divulgação do programa entre os profissionais de saúde, o farmacêutico ainda é o principal profissional notificador, tanto quando se analisam os dados regionais como em relação aos dados nacionais. Ainda foi possível verificar que os hospitais foram as principais instituições notificadoras. Uma vez que o farmacêutico é o principal profissional notificador, pode-se imaginar que o maior percentual de notificações seja realizado por profissionais que atuem em farmácias hospitalares do que em farmácias e drogarias. Tal fato pode ser motivado pelo fato de o farmacêutico hospitalar ter maior contato com as prescrições/paciente, principalmente nas unidades com sistema de distribuição por dose unitária, mas pode ser também um reflexo da ausência de práticas como atenção farmacêutica em farmácias e drogarias.

Ressalta-se a necessidade da inserção efetiva dos profissionais das vigilâncias sanitárias estaduais e municipais nas ações de farmacovigilância. O treinamento desses profissionais, somado à consolidação dos centros, possibilitará a disseminação da cultura da notificação de eventos adversos e um gerenciamento mais efetivo do risco sanitário. É de grande importância o desenvolvimento de ações de farmacovigilância no Brasil, uma vez que não há, entre os profissionais de saúde e usuários, uma cultura crítica voltada para o consumo de tecnologias médicas, em que as atividades dos órgãos oficiais regulamentadores são frágeis.[39]

A credibilidade de um programa de farmacovigilância é fundamental para a continuidade do monitoramento de medicamentos em nível nacional. As notificações constituem o principal objeto de trabalho, sendo responsabilidade compartilhada entre instituições notificadoras, profissionais de saúde e usuários de medicamentos.[48] É necessário salientar que o êxito de um sistema de farmacovigilância sempre dependeu da notificação voluntária de reações adversas pelos profissionais de saúde, porém, com a entrada em vigor das resoluções RDC n. 4/2009 e RDC n. 2/2010, a notificação de eventos relacionados aos produtos para saúde passa a ser obrigatória tanto para os detentores de registro de produtos para saúde quanto para os serviços de saúde, resultando no aumento dessas notificações de forma substancial.[30]

A formação e a manutenção de um serviço de qualidade contribuirão para minimizar os potencias danos dos medicamentos. É necessário que medicamentos de boa qualidade, segurança e eficácia sejam usados racionalmente, e que as expectativas e preocupações do paciente sejam levadas em conta quando decisões terapêuticas são tomadas. Alcançar isso é servir à saúde pública e alimentar o senso de confiança dos pacientes nos medicamentos e, consequentemente, a confiança nos serviços de saúde em geral.[10] Tais expectativas somente serão alcançadas mediante a continuidade da consolidação da farmacovigilância no país.

Referências Bibliográficas

1. Marin N, Luiza VL, Osorio-de-Castro CGS. Assistência farmacêutica para gerentes municipais. Rio de Janeiro: OPAS/OMS; 2003 [acesso em 25 fev 2011]. Disponível em: http://www.opas.org.br/medicamentos/site/UploadArq/0080.pdf.
2. Pfaffenbach G, Carvalho OM, Bergsten-Mendes G. Reações adversas a medicamentos como determinante da admissão hospitalar. Rev Assoc Med Brasil. 2002;48(3):237-41.
3. Venulet J, Ham T. Methods for monitoring and documenting adverse drug reactions. Inst J Clin Pharmacol Ther. 1996; 34(3):112-29.
4. Nunes AMC. Conceitos básicos de farmacovigilância. In: Castro CGSO, coordenador. Estudos de utilização de medicamentos: noções básicas. Rio de Janeiro: FioCruz; 2000. p. 106-26.
5. Laporte JR, Carné X. Metodología epidemiológica básica en farmacovigilancia. In: Laporte JR, Tognoni G. (Org.). Principios de Epidemiologia del Medicamento. Barcelona: Masson-Salvat; 1993. p. 111-30.

6. Agência Nacional de Vigilância Sanitária (Brasil). Conceitos em farmacovigilância [acesso em 18 fev 2011]. Disponível em: http://www.anvisa.gov.br/farmacovigilancia/conceito.htm#3
7. Organização Mundial da Saúde. Safety monitoring of medicinal products. The importance of pharmacovigilance. Ginebra: Organización Mundial de la Salud; 2002.
8. Rosa MB, Perini E. Erros de medicação: quem foi? Rev Assoc Med Bras. 2003;49(3):335-41.
9. Nebeker JR, Barach P, Samore MH. Clarifying adverse drug events: a clinicians guide to terminology, documentation, and reporting. Ann Intern Med. 2004;104(10):795-801.
10. Organização Mundial da Saúde. Departamento de Medicamentos Essenciais e Outros Medicamentos. A importância da farmacovigilância. Brasília: Organização Pan-Americana da Saúde; 2005.
11. Organização Mundial da Saúde. Perspectivas políticas de la OMS sobre medicamentos. La farmacovigilancia: garantía de seguridad en el uso de los medicamentos. Ginebra: Organización Mundial de la Salud; 2004.
12. Dias MF. The Brazilian Pharmacovigilance Programme Uppsala Reports; 2002 [acesso em 25 fev 2011]. Disponível em: http://www.whoumc.org/pdfs/ur18.pdf
13. Dias MF. Farmacovigilância no Brasil. 2005. [acesso em 25 fev 2011]. Disponível em: http://www.msdbrazil.com/salaconferencia/conf21/pt/teaula.htm
14. Lindquist AM. Seeing and observing in internacional pharmacovigilance: achievements and prospects in worldwide drug safety. Uppsala: The Uppsala Monitoring; 2003.
15. The Uppsala Monitoring Centre. The Uppsala Monitoring Centre & WHO Collaboriting Centre for International Drug Monitoring [acesso em 20 jan 2011]. Disponível em: http://www.who-umc.org/umc.html
16. Organização Panamericana de Saúde. Termo de referência para reunião do grupo de trabalho: Interface entre Atenção Farmacêutica e Farmacovigilância. Brasília: Opas; 2002.
17. Petramale CA. Rede de hospitais sentinelas. In: II Oficina sobre Uso Seguro e Vigilância de Medicamentos em Hospitais – de 7 a 10 de abril de 2002 [acesso em 12 jan 2011]. Disponível em: http://www.Anvisa.gov.br/farmacovigilancia/oficinas/oficina_2/programa.htm
18. Lamarque V, Plétan Y. The pharmaceutical industry and the adverse effects of drugs. Ann Pharm Fr. 2007;65(5):308-14.
19. Imbs JL, Welsch M. Clinical assessment of drug safety. Ann Pharm Fr. 2007; 65(5):298-302.
20. Coelho HL, Arrais PSD, Gomes AP. Sistema de Farmacovigilância do Ceará: Um ano de experiência. Cad Saúde Pública. 1999;15(3):631-40.

21. Souza NR. Sistema de Notificação Voluntária de Reações Adversas a Medicamentos no Ceará. In: Anais do Congresso Brasileiro de Vigilância de Medicamentos. Curitiba; 1997. p. 108
22. Arrais PSD. O uso irracional de medicamentos e a farmacovigilância no Brasil. Cad Saúde Pública. 2002;(18):1478-9.
23. Souza NR, Dias MF, Figueiredo PM, Lacerda E, Barra JB, Costa AA, et al. Farmacovigilância e regulação do mercado de medicamentos. In: II Simpósio Brasileiro de Vigilância Sanitária. I Simpósio Panamericano de Vigilância Sanitária – de 21 a 24 de novembro de 2004. Caldas Novas: Simbravisa; 2004.
24. Edwards IR. Pharmacovigilance. Beyond. 2000. Reactions. 2000; 1 (783);3-5.
25. Lacerda E, et al. O papel da Vigilância Sanitária na informação sobre medicamentos por meio eletrônico. In: II Simpósio Brasileiro de Vigilância Sanitária. I Simpósio Panamericano de Vigilância Sanitária – de 21 a 24 de novembro de 2004. Caldas Novas: Simbravisa; 2004.
26. Souza NR, Dias MF, Figueiredo PM, Lacerda E, Leite FQ, Barra JB, et al. In: Farmacovigilância: uma nova experiência com uma rede de hospitais sentinela. VI Congresso Brasileiro de Epidemiologia – de 19 a 23 de junho de 2004. Recife; 2004.
27. Balbino EE, Dias MF. Farmacovigilância: um passo em direção ao uso racional de plantas medicinais e fitoterápicos. Rev Bras Farmacogn. 2010; 20(6):992-1000.
28. Agência Nacional de Vigilância Sanitária. Projeto Farmácias Notificadoras [acesso em 20 jan 2011]. Disponível em: http://www.Anvisa.gov.br/\farmacovigilancia/farmacias_notificadoras.htm
29. Conselho Regional de Farmácia de Santa Catarina. Farmácia notificadora. Santa Catarina [acesso em 12 jan 2011]. Disponível em: http://www.crfsc.org.br/jl/index.php?option=com_content&view=article&id=233&Itemid=88
30. Reis MED, Vicente MG. Tecnovigilância no Brasil: Evolução e Perspectivas. São Paulo [acesso em 25 jan 2011]. Disponível em: http://www.cpgls.ucg.br/ArquivosUpload/1/File/V%20MOSTRA%20DE%20PRODUO%20CIENTIFICA/SAUDE/76.pdf
31. Agência Nacional de Vigilância Sanitária. Resolução RDC n. 59, de 27 de junho de 2000. Determina a todos os fornecedores de produtos médicos, o cumprimento dos requisitos estabelecidos pelas "Boas Práticas de Fabricação de Produtos Médicos". Diário Oficial da União [acesso em 2 fev 2011]. Disponível em: http://e-legis.anvisa.gov.br/leisref/public/showACT.php?id=15279&word=
32. Agência Nacional de Vigilância Sanitária. Resolução RDC n. 56, de 6 de abril de 2011. Estabelece os requisitos essenciais de segurança e eficácia aplicáveis aos produtos para saúde, referidos no Regulamento Técnico anexo a esta resolução. Diário Oficial da União [acesso em 2 mar 2011]. Disponível em: http://e-legis.anvisa.gov.br/leisref/public/showACT.php?id=5838&word=

33. Agência Nacional de Vigilância Sanitária. Portaria n. 1.660, de 22 de julho de 2009. Institui o Sistema de Notificação e Investigação em Vigilância Sanitária--VIGIPOS, no âmbito do Sistema Nacional de Vigilância Sanitária, como parte integrante do Sistema Único de Saúde-SUS. Diário Oficial da União [acesso em 3 mar 2011]. Disponível em: http://portal.anvisa.gov.br/wps/wcm/connect/be8e5000419437f48bea9bca4a231484/PORTARIA+No1660+22+07+09.pdf?MOD=AJPERES

34. Agência Nacional de Vigilância Sanitária. Consulta Pública n. 70, de 11 de julho de 2007. Dispõe sobre requisitos mínimos exigidos às Boas Práticas para o Gerenciamento de Medicamentos, Insumos farmacêuticos, Produtos para Saúde, de Higiene e Saneantes em Serviços de Saúde. Diário Oficial da União[acesso em 1 mar 2011]. Disponível em: http://www4.anvisa.gov.br/base/visadoc/CP/CP%5B19075-1-0%5D.PDF

35. Agência Nacional de Vigilância Sanitária. Resolução RDC n. 4, de 10 de fevereiro de 2009. Dispõe sobre as normas de farmacovigilância para os detentores de registro de medicamentos de uso humano. Diário Oficial da União, Poder Executivo ,11 fev 2009 [acesso em 25 fev 2011]. Disponível em: http://bvsms.saude.gov.br/bvs/saudelegis/anvisa/2009/res0004_10_02_2009.html

36. Agência Nacional de Vigilância Sanitária. Resolução RDC n. 2, de 25 de janeiro de 2010. Dispõe sobre gerenciamento de tecnologias em saúde em estabelecimentos de saúde. Diário Oficial da União [acesso em 4 mar 2011]. Disponível em: http://www.brasilsus.com.br/legislacoes/anvisa/102722-2

37. Agência Nacional de Vigilância Sanitária. Guias de Farmacovigilância para detentores de registro de medicamentos. Brasília; 2010 [acesso em 4 fev 2011]. Disponível em: http://portal.anvisa.gov.br/wps/wcm/connect/825380004311229bafb3bf536d6308db/Guias+de+Farmacovigil%C3%A2ncia+Detentores+Registro+Medicamento.pdf?MOD=AJPERES

38. Dias MF, Figueiredo PM, Souza NR. Sensibilização dos Profissionais de Saúde para o Programa Brasileiro de farmacovigilância. Anvisa. In: I Simpósio Brasileiro de Vigilância Sanitária. São Paulo; 2002.

39. Gomes MJVM, Reis AMM. Ciências farmacêuticas: Uma abordagem em farmácia hospitalar. São Paulo: Atheneu; 2001.

40. Agência Nacional de Vigilância Sanitária. O novo conceito da farmacovigilância; 2009 [acesso em 15 jan 2011]. Disponível em: http://www.anvisa.gov.br/farmacovigilancia/apresenta.htm

41. Souza N. Sistema de Farmacovigilância: sua implementação. In: XXIX Congresso da Sociedade Brasileira de Medicina Farmacêutica – 27 de novembro de 2003. São Paulo: SBMF; 2003.

42. Agência Nacional de Vigilância Sanitária. Rede de Hospitais Sentinela [acesso em 25 jan 2011]. Disponível em: http://www.anvisa.gov.br/hotsite/sentinela/apresenta.htm

43. Agência Nacional de Vigilância Sanitária. Gerência Geral de Produtos para a Saúde Pós-Comercialização. Unidade de Farmacovigilância. Projeto Piloto Hospitais Sentinela. In: Farmacoepidemiologia, Brasília: Anvisa; 2001.
44. Barreto GG, Simões MJS. Fatores relacionados à adesão das drogarias e farmácias de Tatuí-SP no projeto Farmácias Notificadoras. Rev Ciênc Farm Básica Apl. 2008; 29(1):59-68.
45. Hammond IW, Rich DS, Gibbs TG. Effect of consumer reporting on signal detection: using disproportionality analysis. Expert Opin Drug Saf. 2007;6(6):705-12.
46. Almenoff JS. Innovations for the future of pharmacovigilance. Drug Saf. 2007;30(7):631-3.
47. Hauben M, Bate A. Decision support methods for the detection of adverse events in post-marketing data. Drug Disc Today. 2009;14(7/8):343-57.
48. Dias MF, Souza NR, Bittencourt MO. Fontes de notificação em farmacovigilância. Rev Farm Med. 2005;34(6):12-20.
49. Arrais PSD. Farmacovigilância: até que enfim no Brasil. Rev Saúde em Debate. 1996;49(50):80-2.

3

A FARMACOVIGILÂNCIA NA ESPANHA E EM PORTUGAL

Maria Teresa Ferreira Herdeiro

Adolfo Figueiras Guzmán

María Elena López González

Jorge Polónia

Sistema Espanhol de Farmacovigilância Humana

O Sistema Espanhol de Farmacovigilância Humana (SEFV-H) iniciou sua atividade em 1985. No triênio anterior, assentou suas bases e, em 1982, foi realizada a primeira experiência de notificação espontânea de reações adversas,[1] tendo acedido ao Programa Internacional de Farmacovigilância da Organização Mundial da Saúde[2] em 1983.

Marco Legal

Atualmente, a farmacovigilância de medicamentos de uso humano é regulada pelo Real Decreto n. 1.344, de 27 de outubro de 2007,[3] o qual estabelece as garantias de seguimento da relação risco-benefício nos medicamentos e regula, portanto, o Sistema Espanhol de Farmacovigilância Humana e a farmacovigilância dos medicamentos de uso humano, bem como introduz a nova normativa europeia em matéria de farmacovigilância, concretamente a transposição da n. Diretiva 2004/27/CE.[4] As novidades introduzidas pela Diretiva n. 2004/27/CE são:

1. Criação de uma base de dados europeia de suspeitas de RAM e transmissão de dados entre indústria farmacêutica, agências nacionais e Agência Europeia do Medicamento (Emea) de forma eletrônica, de modo a garantir a acessibilidade da base de dados europeia de suspeitas de reações adversas a medicamentos (RAM) a todos os estados membros.
2. Introdução do conceito de gestão de riscos.
3. Introdução de medidas para minimizar os riscos, em especial a farmacoepidemiologia e os estudos pós-autorização.

Estrutura do Sistema Espanhol de Farmacovigilância Humana

O Sistema Espanhol de Farmacovigilância Humana está integrado em:

1. *Agência Espanhola de Medicamentos e Produtos Sanitários*: além de funções de coordenação e avaliação,[5] a Agência Espanhola de Medicamentos e

Produtos Sanitários garante a existência de uma base de dados que permite aos centros ou unidades do SEFV-H ter disponível de forma eletrônica toda a informação recolhida pelo SEFV-H. Atua como contato entre o SEFV-H, a indústria farmacêutica e organismos internacionais (Emea, OMS) etc.

2. *Centros ou unidades de farmacovigilância nas comunidades autônomas*: O SEFV-H tem uma estrutura descentralizada. Existem 19 centros ou unidades de farmacovigilância, uma em cada comunidade autônoma (no total, 17) e cidade autônoma (Ceuta e Melilla).[6] O documento de Boas Práticas de Farmacovigilância é uma ferramenta importante para os técnicos de farmacovigilância do SEFV-H. Trata-se de um conjunto de normas ou recomendações destinadas a garantir a autenticidade e a qualidade dos dados recolhidos em farmacovigilância,[3,7] que permitam avaliar em cada momento os riscos associados da utilização dos medicamentos, confidenciilidade das informações relativas à identidade dos doentes e profissionais de saúde, uso de critérios homogêneos na gestão da informação de farmacovigilância.

3. *Profissionais de saúde*: na Espanha, todos os profissionais de saúde estão obrigados a notificar todas as suspeitas de RAM.

Fluxo de Trabalho no Sistema Espanhol de Farmacovigilância Humana

Identificação de Suspeitas de RAM

Perante uma suspeita de RAM, o profissional de saúde deve enviar, com a máxima prontidão possível, o formulário de recolha de suspeitas de RAM, conhecido como ficha amarela. As RAM ocorridas em um território serão enviadas e avaliadas ao SEFV-H correspondente a esse território. Existem centros de farmacovigilância que já permitem a comunicação de suspeitas de RAM de forma eletrônica. Há uma segunda via para que os profissionais de saúde notifiquem as suspeitas de RAM, que seria comunicando ao laboratório farmacêutico titular da autorização de introdução no mercado (AIM) do medicamento. A transmissão de dados por parte dos titulares de AIM é eletrônica. Esse procedimento é realizado de acordo com o marco europeu da rede de processo de dados EudraVigilance. Se é certo que todas as suspeitas de RAM se devem notificar com a máxima celeridade possível, recomenda-se notificar aquelas produzidas com medicamentos novos (se consideram novos os comercializados nos últimos cinco anos – estes vêm identificados com um triangulo amarelo)[3,8] e as RAM graves.

Avaliação e Codificação de Fichas Amarelas

Uma vez recebida a ficha amarela no Centro Autonômico do SEFV-H, a informação é avaliada e introduzida em uma base de dados comum para o SEFV-H: FEDRA 2.0.

Envio de Informação a Outras Bases de Dados de Segurança de Medicamentos

A informação contida na base de dados de suspeitas de RAM do SEFV-H envia-se eletrônica e periodicamente à base de dados comum europeia Eudravigilance. Também se envia ao Centro de Monitorização da OMS em Uppsala.

Detecção de Sinais

Além do estudo caso a caso, a base de dados do SEFV-H analisa para a detecção de possíveis sinais mediante o uso de estimadores quantitativos da probabilidade de que uma combinação medicamento e RAM seja um sinal: Reporting Odds Ratio (ROR), Proporcional Reporting Ratio (PRR), Componente de Informação (CI). Baseia-se em analisar até que ponto o número de casos observados notificados difere do número de casos esperados. O método Bayesiano utiliza estatísticas aplicadas em uma arquitetura de rede neuronal para analisar todas as combinações das RAM notificadas. Mediante esses métodos, colocam-se em relevo relações inesperadas e quantitativamente fortes na notificação de suspeitas de efeitos adversos.[9]

Comunicação de Sinais e Avaliação

Os sinais gerados são tratados no Comitê Técnico do SEFV-H (foro científico formado pelos Centros Autonómicos e Centro Coordenador do SEFV-H). A partir daí, comunicam-se ao Comitê de Segurança de Medicamentos de Uso Humano. Este é coordenado com outros comitês de segurança europeus: Grupo de Trabalho de Farmacovigilância na Emea e Committee for Medicinal Products for Human Use.

Dessa maneira, a informação de segurança distribui-se por todas as agências nacionais reguladoras, e será possível que a tomada de decisões e atuações administrativas se faça de forma coordenada.

Tomada de Decisões e Adoção de Medidas Administrativas

As medidas administrativas variam em função da aceitabilidade social do risco, em função do benefício que procura o medicamento. Vão desde informar o novo risco e as medidas de prevenção no caso de serem conhecidas até a retirada imediata do medicamento.

Comunicação de Riscos aos Profissionais de Saúde e aos Utilizadores

A Agência Espanhola de Medicamentos e Produtos Sanitários segue um protocolo estabelecido, as notas com informação relativa à segurança de medicamentos distribuem-se aos pontos de contato em todas as comunidades autônomas, além de organizações profissionais, instituições de saúdes públicas e sociedades científicas. Todas as notas informativas são de acesso público na página web da Agência Espanhola de Medicamentos e Produtos Sanitários.

Limitações da Notificação Espontânea de Suspeitas de RAM: a Infranotificação

Estima-se que só se notificam 6% de todas as RAM.[10] Isso faz com que os sinais de alerta demorem a aparecer, com a conseguinte repercussão para a saúde pública. As características profissionais e pessoais parecem exercer pouca influência na notificação, mas os conhecimentos e as atitudes, que são potencialmente modificáveis, exercem uma importante influência.[11] Assim, na Galiza[12] encontraram-se quatro das atitudes propostas por Inman[13,14,15] como associadas à notificação de RAM por parte dos médicos: *complacency, insecurity, diffidence* e *indifference*. Estudos realizados em outras comunidades também associam a notificação das atitudes propostas por Inman, *ignorance* e *lethargy*,[16] assim como com *diffidence* e *fear*.[17]

Futura Modificação da Normativa Europeia sobre Farmacovigilância, Participação dos Doentes

Entre as propostas de modificação da legislação europeia sobre farmacovigilância, discute-se a notificação de suspeitas de RAM por parte dos doentes. Doentes e organizações de doentes estão cada vez mais implicados na farmacovigilância, especialmente quando se trata da comunicação de riscos.[18]

Dados do Sistema Espanhol de Farmacovigilância Humana[19]

No ano de 2006, a taxa de notificação situou-se em 230 casos a cada 1 milhão de habitantes (população 44,5 milhões de habitantes, 2006).[20]

TABELA 3.1 RAM recebidas na AEMPS

Procedência RAM recebidas na AEMPS		2005	2006	2007
SEFV-H		8.606	10.134	8.875
Indústria farmecêutica	Nacional	2.628	2.595	1.831
	Estrangeira	97.200	98.368	112.560
Modificações de segurança			2006	2007
Solicitadas			1.476	1.372
Avaliadas e tratadas			361	1.712*

* Destas, duas foram restrições urgentes de segurança.

Exemplo de Contribuição do SEFV-H na Farmacovigilância Mundial

Caso da cerivastatina

A suspeita foi suscitada a partir da notificação do Centro de Farmacovigilância da Andaluzia de um caso de rabdomiólise, possivelmente associado à cerivastatina. Na base de dados do Sistema Espanhol de Farmacovigilância detectaram-se (inicialmente) 34 casos de rabdomiólise associados à cerivastatina. Em 65% dos casos, o doente estava em tratamento concomitante com gemfibrozilo.

Elaborou-se uma informação sobre a taxa de notificação de rabdomiólise comparada para as distintas estatinas (tratamento combinado ou no a gemfibrozilo) e ajustado pelo consumo que conduziu à retirada da cerivastatina em agosto de 2001.

Estudos Pós-Autorização

Outra fonte muito importante de informação em farmacovigilância são os estudos pós-autorização (EPA). O seu único e legítimo objetivo é completar a informação obtida durante o desenvolvimento clínico dos medicamentos.

A legislação aplicável aos EPA será distinta em função do seu carácter observacional ou clínico. Os EPA de tipo clínico regem-se pelo RD n. 223,[21] de 6 de fevereiro de 2004, que regula os ensaios clínicos. Pelo contrário, os de tipo observacional regulam-se pelo disposto no Capítulo V do Real Decreto n. 1.344/2007 de farmacovigilância.[3]

Planos de Gestão de Riscos em Farmacovigilância

Outro passo no planejamento mais dinâmico de vigilância pós-comercialização é a introdução de planos de gestão de riscos (PGR),[22] cujos objetivos são identificar, caracterizar, prevenir ou minimizar os riscos dos medicamentos, incluídos na avaliação da sua eficácia. Pode ser necessário apresentar um PGR em qualquer momento da vida do produto. É necessário um PGR para todas as novas substâncias ativas, as alterações significativas nos produtos estabelecidos (por exemplo, nova forma ou via de administração), quando os medicamentos se destinam a novas populações, novas indicações ou quando se identifica um perigo inesperado.

Projeto Bifap[23]

Outra fonte de dados em farmacovigilância são as bases de dados sanitárias informatizadas de grande utilidade para a realização de estudos farmacoepidemiológicos. Bifap é uma base de dados automatizada de âmbito nacional e base populacional de cuidados primários. Atualmente, conta com a colaboração de mais de mil médicos do sistema público de saúde e contém informação de mais de 2 milhões de doentes.

Considerações Finais

O atual SEFV-H é eficaz, prova disso são as contribuições que tem feito para reduzir os riscos associados aos medicamentos.

A farmacovigilância na Espanha está perfeitamente coordenada com os outros sistemas de farmacovigilância europeus.

As atividades de farmacovigilância não só se apoiam na notificação espontânea de RAM, mas também na realização de estudos farmacoepidemiológicos.

Referências Bibliográficas

1. Laporte JR, Capellà D. El desarrollo de la farmacovigilancia en España. Inf Ter Segur Soc. 1985;9(7):129-35.
2. De Abajo FJ, Madurga M, Olalla JF, Palop R, editores. La farmacovigilancia en España. Madrid: Instituto de Salud Carlos III; 1992.
3. Real Decreto n. 1.344, de 11 de octubre de 2007. Por el que se regula la farmacovigilancia de medicamentos de uso humano. Boletín Oficial del Estado n. 262, de 1 de noviembre de 2007.
4. Directiva n. 2004/27/CE del Parlamento Europeo y del Consejo de 31 de marzo de 2004 que modifica la Directiva 2001/83/CE por la que se establece un código comunitario sobre medicamentos de uso humano. Diario Oficial de la Unión Europea L 136/34 30.4.2004.
5. Real Decreto n. 520/1990, de 26 de marzo de 1999. Aprueba el Estatuto de la Agencia Española del Medicamento. Boletín Oficial del Estado n. 77, de 31 marzo de 1990.
6. Directorio de Centro Autonómicos del SEFV-H [acesso em 28 jun 2009]. Disponível em: http://www.agemed.es/actividad/alertas/docs/dir-serfv.pdf
7. Buenas Practicas de Farmacovigilancia del SEFV-H [acesso em 28 jun 2009]. Disponível em: http://www.agemed.es/profHumana/farmacovigilancia/docs/BPFV-SEFV-oct08.pdf
8. Instrucciones sobre la inclusión del "triángulo amarillo" en el material promocional de los medicamentos [acesso em 28 jun 2009]. Disponível em: http://www.agemed.es/profHumana/farmacovigilancia/docs/instruc_trianguloAmarillo_07-10-08.pdf
9. Bate A, Lindquist M, Edwards IR, Orre R. A data mining approach for signal detection and analysis. Drug Saf. 2002;25:393-7.
10. Hazell L, Shaki SA. Under-reporting of adverse drug reactions: a systematic review. Drug Saf. 2006;29:385-96.
11. Lopez-Gonzalez E, Herdeiro MT, Figueiras A. Determinants of under-reporting of adverse drug reactions: a systematic review. Drug Saf. 2009;32:19-31.

12. Figueiras A, Tato F, Fontainas J, Gestal-Otero JJ. Influence of physicians' attitudes on reporting adverse drug events: a case-control study. Med Care. 1999;37:809-14.
13. Inman WHW. Assessment drug safety problems. In: Gent M, Shigmatsu I, editors. Epidemiological Issues in Reported Drug-Induced Illnesses. Ontario: Mcmaster University Library Press; 1976. p. 17-24.
14. Inman WHW. Weber JCT. The United Kingdom. In: Inman WHW, editor. Monitoring for drug safety. 2. ed. Lancaster: MTP; 1986. p.13-47.
15. Inman WHW. Attitudes to adverse drug reaction reporting. Br J Clin Pharmacol. 1996;41:433-5.
16. Serrano CG, Esteban CC, Gijon PJA, Vaquero TI, Vazquez BMI, Ruiz IC, et al. Adverse drug reactions and a program of voluntary notification: an opinion survey of primary care physicians. Aten Primaria. 1997;19:307-12.
17. Vallano A, Cereza G, Pedros C, Agusti A, Danes I, Aguilera C, Arnau JM. Obstacles and solutions for spontaneous reporting of adverse drug reactions in the hospital. Br J Clin Pharmacol. 2005;60(6):653-8.
18. Hugman B. The Erice declaration: the critical role of communication in drug safety. Drug Saf. 2006;29:91-3
19. Memoria de actividad de la Agencia Española de Medicamentos y Productos Sanitarios [acesso em 1 jun 2009]. Disponível em: http://www.agemed.es/actividad/nosotros/docs/memoria2007.pdf
20. El Sistema Español de Farmacovigilancia de Medicamentos de Uso Humano: datos del programa de notificación espontánea 2005 y 2006. Disponível em: http://www.agemed.es/actividad/documentos/infoInteres/docs/SEFV_2005-2006.pdf
21. Real Decreto n. 223, de 6 de febrero de 2004. Por el que se regulan los ensayos clínicos con medicamentos. Boletín Oficial del Estado n. 33, de 7 de febrero de 2004.
22. European Medicines Agency. Guideline on risk management systems for medicinal products for human use; 2005. Disponível em: http://www.emea.europa.eu/pdfs/human/euleg/9626805en.pdf
23. Agencia Española de Medicamentos y Productos Sanitarios. División de Farmacoepidemiología y Farmacovigilancia. Proyecto BIFAP [acesso em 01 out 2011]. Disponível em: http://www.bifap.org/index.php

4

ALGUNS ASPECTOS DA FARMACOVIGILÂNCIA NO CHILE

Inés Ruiz Álvarez

Marcela Jirón Aliste

Introdução

O interesse pelo estudo dos efeitos adversos dos medicamentos no Chile foi expresso pouco depois das primeiras comunicações da Organização Mundial da Saúde (OMS), por meio do estabelecimento da necessidade de estruturar serviços nacionais de farmacovigilância, da sugestão de métodos que pudessem ser empregados e da definição do que se deveria entender como "reação adversa a medicamento".[1]

Esse interesse expandiu-se com a geração de programas de promoção e com o estudo da farmacovigilância no Chile, tanto no nível governamental, com a formação de centros de farmacovigilância, quanto nas universidades, nos hospitais e na indústria farmacêutica.

Este capítulo tem o objetivo de mencionar alguns aspectos da farmacovigilância no Chile, descrevendo as experiências em pesquisa e ensino, assim como aspectos relacionados aos relatórios e ao funcionamento dos centros de farmacovigilância do governo.

Programa de Farmacovigilância do Hospital Clínico da Universidade do Chile

Em 1972, motivados pelo desenvolvimento e pela difusão da farmacovigilância, dois professores do então Departamento de Farmacologia da Faculdade de Medicina da Universidade do Chile publicaram na *Revista Médica de Chile* um artigo no qual, além de destacar a importância da farmacovigilância, estabeleceram as bases para criar um programa para o estudo das reações adversas a medicamentos (RAM) em pacientes internados no Hospital Clínico da Universidade do Chile.[2]

A partir daquele ano, o Dr. Claudio A. Naranjo, do Departamento de Farmacologia, propôs um programa de farmacovigilância que envolvia o seguimento intensivo prospectivo de pacientes hospitalizados por meio da coleta de informações em fichas especialmente elaboradas para o estudo. As fichas eram constituídas por três tipos de folhas (na quantidade que fosse necessária): uma destinada às características do paciente; outra para caracterizar o uso de cada medicamento administrado durante a hospitalização; e uma folha para caracterizar cada uma das RAM desenvolvida (Tabela 4.1).

TABELA 4.1 Partes e informações contidas na ficha de farmacovigilância do Programa de Farmacovigilância do Hospital Clínico da Universidade do Chile

Folha 1: Caracterização do paciente	Folha 2: Caracterização do uso de medicamentos	Folha 3: Caracterização da RAM
Nome/n. da ficha/serviço	Nome/forma farmacêutica/via de administração	Sinais/sintomas/síndrome
Sexo/idade/peso/altura		Medicamento causal mais provável/outros medicamentos possíveis
Duração da hospitalização/diagnósticos na admissão	Dose unitária/dose diária	
	Motivo da indicação/motivo da suspensão (consultadas com o médico)	Dia de tratamento em que apareceu/duração
RAM prévia/antecedentes/alergia		Tratamento/resultado/prolongou a hospitalização?
Doença hepática/bilirrubinemia, protrombina/transaminase pirúvica/proteinemia/albuminemia	Eficácia (consultada com o médico)	Mecanismo/probabilidade/gravidade
	Desenvolvimento de RAM?	
Insuficiência renal/nitrogênio ureico sanguíneo/*clearance* de creatinina		
Glicemia/contagem de eritrócitos/hemoglobina plasmática		
Número de avós estrangeiros/grupo sanguíneo ABO/grupo Rh		

A ficha de farmacovigilância era completada com folhas adicionais para o registro de resultados de laboratório e outros exames realizados durante a hospitalização.

Na ficha, a informação registrada era codificada para posteriormente ser analisada por computação. Todos os códigos, com exceção daqueles de diagnóstico, foram especialmente desenvolvidos para o programa e estavam disponíveis no *Manual de Farmacovigilância*.

A coleta de dados era realizada por monitores igualmente treinados quanto ao uso da ficha, critério de inclusão de pacientes, uso dos códigos, determinação de gravidade e causalidade das RAM. Os monitores eram farmacêuticos, médicos e estudantes de farmácia e medicina. O treinamento direcionado a eles e a revisão dos dados antes de seu processamento eram realizados por somente dois pesquisadores. Cabe destacar que o Programa de Farmacovigilância do Hospital Clínico foi importante para o desenvolvimento da Farmácia Clínica na Universidade do Chile, uma vez que, enquanto foi mantido em operação, representou a principal área de pesquisa, permitindo o permanente contato com a equipe de atendimento de pacientes, o desenvolvimento de competências para o seguimento de pacientes e a detecção de problemas relacionados com medicamentos.[3]

No estudo, foram incluídos pacientes que ingressavam em um serviço do hospital em que existiam monitores. O seguimento de cada paciente se concluía no momento em que o paciente deixava o serviço, seja por alta, transferência ou falecimento. O monitor tinha de revisar diariamente os prontuários dos pacientes, conversar com eles e com a equipe de atendimento. A cada semana, a equipe de farmacovigilância fazia uma visita na qual eram revisados os antecedentes dos pacientes que haviam desenvolvido RAM.

A severidade das RAM era estabelecida considerando-se as consequências (se colocavam em risco a vida, aumentavam o período de hospitalização, exigiam tratamento adicional ou modificação da dose do medicamento suspeito ou se não requeriam nenhum tratamento). Para avaliar a causalidade, contava-se com um método de introspecção global que considerava o aparecimento do efeito adverso em um tempo razoável após a administração, sua evolução ao suspender o medicamento suspeito ou diminuir a dosagem e, eventualmente, ao readministrá-lo, bem como possíveis causas alternativas. As categorias de causalidade eram quatro: comprovada, provável, possível e duvidosa.

O programa de farmacovigilância operou entre 1972 e 1988, tendo conseguido acompanhar mais de 3.600 pacientes, que estiveram hospitalizados nos serviços de medicina interna, gastroenterologia, nefrologia e cardiologia. Os dados coletados permitiram estabelecer a frequência de RAM nesses serviços, em quais pacientes eram mais frequentes, os medicamentos envolvidos e as características das RAM, dados que foram apresentados em diferentes eventos científicos e/ou publicados em revistas científicas. Alguns dos resultados encontrados eram semelhantes àqueles comunicados por outros pesquisadores, como, por exemplo, a observação de que as RAM se apresentavam em 30 a 40% dos pacientes hospitalizados, que eram mais frequentes nos pacientes que recebiam um número maior de medicamentos, que tinham insuficiência renal, hepática ou cardíaca ou que apresentavam uma média mais alta de idade).[3-9] Do mesmo modo, foi possível estabelecer que cerca de 0,3% dos pacientes ingressava por causa de uma RAM. Os medicamentos mais comumente envolvidos foram os diuréticos (furosemida, hidroclorotiazida), os ansiolíticos (diazepam), os suplementos de eletrólitos (sais de potássio) e outros que eram usados com maior frequência em alguns serviços, como cardiologia (digoxina), nefrologia (meios de contraste iodados) etc.

Cabe destacar que cerca de 50% das RAM eram leves, 50 a 60% eram consequência de mecanismo relacionado com a dose administrada (principalmente efeitos colaterais ou secundários), e a maior parte dos pacientes se recuperou sem sequelas. Somente em 0,1% dos pacientes houve suspeita de que uma RAM podia ter sido causa de morte.

Ensino da Farmacovigilância na Universidade do Chile

A farmacovigilância é ensinada há mais de 30 anos na Universidade do Chile como parte da formação curricular obrigatória dos alunos de Química e Farmácia. Atualmente, está incluída nos cursos de Farmacologia Clínica e de Farmácia Clínica ministrados aos alunos de 5º ano. Além disso, durante o 6º ano de formação, o estudante pode optar pelo título profissional, realizando atividades de pesquisa no âmbito do trabalho de conclusão de curso, que permite integrar pesquisas vinculadas à farmacovigilância.

Os primeiros trabalhos produzidos por estudantes de graduação do curso de Química e Farmácia foram realizados no ano de 1974,[10] e incluíam seguimento intensivo e prospectivo de pacientes no Hospital Clínico da Universidade do Chile.

Posteriormente, foram empregados importantes esforços para criar e implementar programas de farmacovigilância em farmácias comunitárias e na indústria farmacêutica. Esses programas usavam diferentes abordagens para estudar as suspeitas de reações adversas a medicamentos; alguns trabalhos orientavam os esforços ao seguimento de grupos de pacientes com patologias específicas – por exemplo, farmacovigilância em pacientes com insuficiência renal ou insuficiência hepática –, ao passo que em outros projetos se faziam seguimentos de pacientes que recebiam medicamentos específicos, como clozapina, amiodarona, anticonvulsivantes, antibióticos, entre outros.

De acordo com os antecedentes existentes na biblioteca da Faculdade de Ciências Químicas e Farmacêuticas da Universidade do Chile, os estudantes de graduação realizaram dezessete pesquisas sobre farmacovigilância, e alguns dos programas desenvolvidos continuaram em execução mesmo após os alunos finalizarem seus trabalhos de conclusão de curso.

Para cada uma dessas iniciativas, conta-se com a direção e o apoio dos docentes do grupo de Farmácia Clínica do Departamento de Ciências e Tecnologia Farmacêutica da Faculdade de Ciências Químicas e Farmacêuticas da Universidade do Chile, os quais capacitaram os alunos e profissionais de Farmácia, que transmitiriam os relatórios de forma voluntária a uma agência que centralizava e avaliava os relatórios recebidos, além de promoverem e educarem os profissionais com respeito à informação necessária que se devia incluir em cada relatório e sua qualidade. Uma vez avaliados, os relatórios eram enviados ao Centro Nacional de Informação de Medicamentos e Farmacovigilância (Cenimef).[11]

Com relação à presença da farmacovigilância na formação de pós-graduação, a Universidade do Chile a inclui em seus programas de Mestrado e Doutorado em Ciências Farmacêuticas e no Doutorado em Farmacologia, além do Curso Latino-americano de Farmácia Clínica e no programa de Título de Profissional Especialista em Farmácia Clínica e Atendimento Farmacêutico. Do mesmo modo, incorpora o tema nos conteúdos dos Diplomas em Assuntos Regulatórios e de Estudos Clínicos.

Além disso, os docentes do grupo de farmácia clínica realizam atividades de extensão para promover o relatório de suspeitas de reações adversas e a difusão da farmacovigilância na comunidade e entre os profissionais de saúde do país.

Alguns dos projetos criados foram publicados e apresentados em congressos, o que permitiu continuar desenvolvendo a pesquisa em equipes multidisciplinares. Entre as publicações mais reconhecidas, encontra-se o artigo, escrito por esse grupo de docentes, no qual se cria e promove o uso do chamado *Algoritmo de Naranjo*,[7] que consiste em um questionário que permite estabelecer a causalidade de que o evento produzido se deva ao medicamento suspeito.

Tal algoritmo é largamente utilizado na atualidade, e algumas revistas científicas exigem que, para o relatório de casos de suspeita de reações adversas, a publicação acrescente a informação e avaliação de causalidade por esse algoritmo.

Centro Nacional de Informação de Medicamentos e Farmacovigilância (Cenimef)

Em 1995, o Instituto de Saúde Pública decidiu criar no Departamento de Controle Nacional o Centro Nacional de Informação de Medicamentos e Farmacovigilância (Cenimef). Entre as principais funções do Cenimef, encontram-se fornecer informação de medicamentos objetiva e avaliada aos profissionais de saúde do país e ao público geral e monitorar e avaliar sistematicamente as reações adversas associadas ao uso dos medicamentos. Portanto, é encarregado de resolver dúvidas sobre medicamentos formuladas pelos profissionais de saúde e receber relatórios de suspeitas de efeitos adversos causados pelos medicamentos disponíveis, contribuindo, desse modo, para a avaliação permanente e sistemática do perfil de segurança dos medicamentos utilizados pela população chilena. Esses relatórios são avaliados e processados por um comitê de especialistas.

Quando o Cenimef é criado, no ano de 1995, alguns médicos e farmacêuticos com experiência no estudo das reações adversas a medicamentos são convidados a fazer parte do Comitê de Farmacovigilância, com o objetivo de estabelecer, nessa etapa inicial, qual seria o formulário para fazer os relatórios de suspeitas de RAM e definir as estratégias futuras necessárias para constituir-se em um centro de farmacovigilância reconhecido pela OMS. Em 1995, e depois de estabelecida a ficha de relatório e decidido que se usariam os termos preferidos de descrição e de análise de causalidade sugeridos pela OMS, profissionais de quatro hospitais públicos e de uma clínica particular são convidados a participar de um projeto piloto de farmacovigilância. Uma vez recebidos um pouco mais de 100 relatórios de suspeitas de RAM, procedeu-se à tipificação dos eventos, à análise da causalidade, ao estabelecimento do tipo de mecanismo envolvido no desenvolvimento e severidade, para depois enviar as informações ao WHO Collaborating Centre for International Drug Monitoring. Em março de 1996, esse centro da OMS reconhece que o Cenimef cumpria com os requisitos de profissionais e equipamentos necessários para incluir-se na rede mundial de farmacovigilância.

A partir daquela época, o Cenimef passa a promover a comunicação de suspeitas de RAM, independentemente de sua severidade, por todos os profissionais de saúde, realizando oficinas na capital e nas províncias chilenas. Desde seu início, o Cenimef tem indicado que constituem relatórios de grande interesse aqueles que sejam severos ou nos quais estejam envolvidos medicamentos recentemente introduzidos no mercado.

Por outro lado, e com a contribuição da OPS/OMS, o Cenimef realizou dois Cursos Latino-americanos de Monitoração de Reações Adversas a Medicamentos (1998 e 2002). No último, contou-se com a participação ativa do Dr. Stem Olson, do WHO Collaborating Centre for International Drug Monitoring.

Entre 1995 e 2005, observou-se um aumento permanente no número de RAM comunicadas e avaliadas pelo Cenimef. Em 1995, foram relatadas 67 RAM, e em 2005 o número chegou a 1.203 RAM.[12] O total de RAM recebidas entre 1995 e 2004 alcançou um total de 4.250, das quais 120 (2,8%) foram avaliadas como verdadeiras, 2.540 (59,8%) como prováveis, 1209 (28,4%) como possíveis, e o restante, 381 (9%) como condicionais, improváveis ou não classificadas; 50,3% das RAM foram apresentadas em mulheres, em 43,6% estiveram envolvidos os antipsicóticos, seguidos pelos antimicrobianos (21,5%), os antineoplásicos (11,8%) e os Aines (8,1%). A maioria das comunicações de suspeitas de RAM nesse período provinha de hospitais públicos e clínicas particulares, bem como de médicos e farmacêuticos desses estabelecimentos.

Até 2004, o Sistema de Farmacovigilância somente considerava obrigatório que as indústrias farmacêuticas relatassem os efeitos adversos causados pela clozapina; entretanto, foi introduzida depois a obrigatoriedade de relatório para as RAM associadas ao uso de Aines, inibidores seletivos de COX–2 e drosperidona.

No contexto de um processo de modernização do programa nacional de monitoração de reações adversas a medicamentos (RAM), o Cenimef lançou, durante o ano de 2007, um projeto piloto para a criação da primeira rede nacional de centros regionais de farmacovigilância, denominada RED-RAM, a qual, atualmente, encontra-se em avaliação.

Referências Bibliográficas

1. Organización Mundial de la Salud. Vigilancia Farmacológica Internacional. Función del Hospital. Serv. Inf. Téc. n. 425. Genebra: OMS; 1969.
2. Naranjo CA, Mardones J. Reacciones adversas a los medicamentos. Rev Med Chile. 1972;100:176-81.
3. Busto U, Ruiz I, Naranjo CA, GonzNez G, Domecq C, Castillo M. Rol del farmacéutico clínico en el Programa de Farmacovigilancia de la Universidad de Chile. Rev Med Chile. 1978;106:188.
4. Naranjo CA, Ruiz I, Busto U, Mayorga L, González G, Castillo M, et al. Un estudio prospectivo de farmacovigilancia en el Hospital Clínico de la Universidad de Chile. Rev Méd Chile. 1978;106:176-81.
5. Naranjo CA, Busto U, Cassis L. Furosemide-induced adverse reactions during hospitalization. Am J Hosp Pharm. 1978;35:794.
6. Ruiz I, Naranjo CA, Campillo G. Influence de l'insuffisance rénale sur la fréquence des effets indésirables des médicaments. Thérapie. 1977;32:271.
7. Naranjo CA, Busto U, Sellers EM, Sandor P, Ruiz I, Roberts EA, et al. A method for estimating the probability of adverse drug reactions. Clin Pharmacol Ther. 1981;30:239.
8. Zilleruelo I, Espinoza E, Ruiz I. Influence of the assessment of the severity on the frequency of adverse drug reactions (ADRs). Int J Clin Pharmacol Ther Toxicol. 1987;25:238.
9. Morales M, Ruiz I, Morgado C, González X. Farmacovigilancia en Chile y el mundo. Rev Chil Infectol. 2002;19(Supl 1):S42-S45.
10. Cibrario C. Evaluación del efecto clínico de medicamentos hipnóticos en un plan de farmacovigilancia. Monografia. Santiago: Universidad de Chile; 1974.
11. Centro Nacional de Información de Medicamentos y Farmacovigilancia [homepage na internet; acesso em 1 ago 2009]. Disponível em: http://www.ispch.cl/ctrl/cenimef/cenimef.html
12. Morgado C. Centro Nacional de Información de Medicamentos y Farmacovigilancia (Cenimef). Comunicação pessoal. 2006.

5

Reações adversas a medicamentos

Adriano Max Moreira Reis

Introdução

Na década de 1960, as reações adversas a medicamentos (RAM) ganharam destaque devido aos casos de focomelia em recém-nascidos de mães que utilizaram talidomida durante a gestação. Ressurgiu nos últimos anos a preocupação com a segurança dos medicamentos em função das publicações científicas que demonstraram reações adversas graves associadas ao uso de: aprotinina, cisaprida, inibidores da ciclo-oxigenase 2, terapia de reposição hormonal, inibidores da recaptação da serotonina, entre outros. Como resultados dessas publicações e de ações de farmacovigilância, esses medicamentos foram retirados do mercado ou tiveram restrição de uso ou inclusão de alertas de segurança em suas bulas.[1]

A preocupação com as RAM é pertinente porque elas afetam pacientes, ambulatoriais e hospitalizados, com implicações clínicas negativas. Além disso, elevam os custos para os sistemas de saúde.[2] Os principais determinantes das RAM são intrínsecos às propriedades do fármaco ou dos componentes da formulação do medicamento.

As limitações dos ensaios clínicos e da sistemática de registro, de novos medicamentos, adotada pela maior parte das agências reguladoras, não permitem que todos os riscos associados a um determinado medicamento sejam conhecidos antes de sua comercialização. É consenso a necessidade de continuar a avaliação do potencial de identificação dos efeitos nocivos mais graves de um medicamento durante todo o período de sua comercialização. Essa demanda surge porque, após a inserção de um novo medicamento no mercado, milhões de pessoas passam a utilizá-lo, e as reações graves podem ser identificadas com maior frequência.[1,3]

A segurança de medicamentos é uma questão de saúde pública e, para sua monitoração, é importante o referencial metodológico da farmacovigilância, além da identificação dos fatores predisponentes para reações adversas. A monitoração dos medicamentos em todos os níveis assistenciais, incluindo hospitais, contribui para determinar a relação risco-benefício dos medicamentos e, consequentemente, do perfil de segurança.[1,3]

Definição de RAM

A Organização Mundial da Saúde (OMS) define RAM como "resposta a um medicamento que é nociva, não intencional e que ocorre em doses normalmente usadas no homem para profilaxia, diagnóstico, terapêutica ou para modificação de função fisiológica".[3] Portanto, não se incluem entre as reações adversas as *overdoses* (acidentais ou intencionais). Desde 1972, essa definição é adotada pelo Programa Internacional de Monitorização de Medicamentos da Organização Mundial da Saúde, que se preocupa com a notificação de eventos graves.[3,4]

Edwards e Aronson[4] realizaram uma análise crítica do conceito de reação adversa a medicamentos da Organização Mundial da Saúde. A palavra "nociva" (*noxius*), constante da definição, foi considerada "vaga", na medida em que não leva em conta os danos leves, deixando um caminho amplo para subjetividade na classificação da gravidade do dano. Para esses autores, RAM é "uma reação notavelmente prejudicial ou desagradável, resultante de uma intervenção relacionada ao uso de um produto medicinal, que prediz perigo de uma futura administração e justifica prevenção ou tratamento específico, ou alteração da dose ou retirada do produto".[4] O emprego do termo "produto medicinal" pretende destacar que reação ao medicamento abrange os excipientes e demais produtos presentes no medicamento, e não exclusivamente o fármaco.[4]

Em segurança de medicamentos, o termo "efeito adverso" é preferido a "efeito tóxico" ou "efeito colateral". O efeito tóxico representa uma exacerbação do efeito terapêutico, que normalmente não ocorre nas doses normais e, portanto, está relacionado à dose empregada. Por outro lado, o efeito colateral está relacionado a uma propriedade farmacológica, podendo ocorrer por mecanismos diversos, dependentes ou independentes da dose. O termo "efeito adverso" engloba todos os efeitos indesejáveis, sem considerar os mecanismos, reduzindo os riscos de classificação errônea.[4]

Os termos "reação adversa" e "efeito adverso" são amplamente utilizados como sinônimos nos estudos de farmacovigilância. O efeito adverso é mais bem entendido do ponto de vista do produto, sendo uma característica intrínseca dele. Por outro lado, reação adversa é mais facilmente compreendida quando se considera o paciente. Esses termos também necessitam ser distinguidos de "evento adverso a medicamento".[4]

Evento adverso a medicamento é qualquer dano ocorrido durante a farmacoterapia do paciente e resultante tanto do cuidado apropriado como do inadequado ou aquém do ótimo, incluindo as RAM ocorridas durante o uso terapêutico do medicamento e as injúrias causadas por erro de medicação. A reação adversa refere-se a um dano intrínseco ao medicamento e determinado por suas propriedades farmacológicas ou químicas. Já os erros são evitáveis, relacionados ao processo de utilização dos medicamentos e podem causar ou não dano ao paciente.[5]

Identifica-se na literatura a utilização equivocada da definição de RAM para descrever evento adverso a medicamento, trazendo sérios prejuízos para o entendimento das distinções necessárias e para a mensuração dos diferentes eventos. É importante elucidar que os eventos adversos a medicamentos incluem tanto as RAM decorrentes do uso normal, como algum dano secundário provindo de erro de medicação, tanto pela omissão como pela comissão.[5]

A Aliança Mundial para a Segurança do Paciente adota a seguinte definição de RAM: "Dano inesperado resultante de uma ação justificada, no qual o processo correto foi seguido para o contexto no qual o evento ocorreu".[6] Ressalta que a reação adversa é um evento diferente do efeito colateral do medicamento e, em consonância com Edwards e Aronson, explicita que é uma resposta ao medicamento, e não somente ao fármaco. Essa definição é importante porque inclui a RAM na estrutura da classificação internacional de segurança do paciente e contribui para a uniformização da terminologia em segurança dos medicamentos.

Um aspecto comum nas diversas definições de reação adversa a medicamento afirma que esta deve se referir a uma condição de não intencionalidade.[7]

Epidemiologia das Reações Adversas a Medicamentos

As RAM são causa importante de morbidade e mortalidade. As taxas de prevalência variam em função das metodologias empregadas e das características do sistema de saúde dos países investigados. Estudo realizado nos Estados Unidos com população hospitalizada do Medicare identificou que 1,7% dos pacientes apresentaram reação adversa a medicamentos.[8] Uma revisão de 14 estudos australianos identificou que a ocorrência de RAM foi responsável por 2,4 a 3,6% das internações.[9] No Reino Unido, a análise de 19 mil internações verificou que a taxa de internação relacionada às RAM foi de 6,5%.[10] Um estudo prospectivo com 3.695 pacientes hospitalizados, também realizado no Reino Unido, detectou que 14,7% apresentaram uma ou mais RAM durante a internação, os medicamentos mais associados com RAM foram analgésicos opioides, corticosteroides sistêmicos, anticoagulantes e antibióticos.[2]

No Brasil, a epidemiologia das RAM é pouco investigada, e os trabalhos publicados não são multicêntricos e restritos a hospitais de ensino. Investigação realizada em um hospital universitário de Campinas, com delineamento prospectivo e monitoração intensiva, detectou que 6,6% das internações foram ocasionadas por RAM.[11] Pesquisa desenvolvida em hospital-escola da Grande São Paulo identificou que a reação adversa constituiu a causa da internação de 11,3% dos idosos e que, durante a internação, 46,2% apresentaram reação adversa.[12] Uma coorte de pacientes de clínica médica de um hospital universitário, do sul do país, foi acompanhada durante a internação e detectou que 43% deles apresentaram uma ou mais RAM. Os medicamentos mais associados com ocorrência de RAM, nessa coorte, foram agentes anti-infecciosos e fármacos que atuam no sistema nervoso central.[13] Estudo transversal com 335 pacientes atendidos em serviço de emergência de Porto Alegre devido a problemas relacionados com medicamentos identificou 35 casos de suspeitas de RAM. Considerando apenas as RAM com causalidade provável, a frequência de procura do serviço de emergência por RAM é de 6%, semelhante a descrita na literatura.[14]

Classificação de Reações Adversas a Medicamentos

A classificação pioneira de RAM é a de Rawlins e Thompson. Essa classificação é monodimensional, emprega a dose como referencial e abrange duas categorias:

- *Reação dose-dependentes (tipo A)*: são geralmente caracterizadas por efeito aumentado de uma ação do fármaco, previsível a partir da ação farmacológica. Esse tipo de reação tem alta incidência, mecanismo conhecido e não traz ameaças à vida. O manejo consiste no ajuste da dose. Os fármacos de índice terapêutico estreito são particularmente, suscetíveis a produzir reações do tipo A. Exemplos: intoxicação digitálica, síndrome serotoninérgica induzida por inibidores da recaptação da serotonina, hemorragia por anticoagulante oral e efeitos anticolinérgicos dos antidepressivos tricíclicos.
- *Reação dose-independentes (tipo B)*: são inesperadas e não são, com facilidade, farmacologicamente previsíveis. A incidência das reações tipo B é baixa, mas frequentemente associada a risco de morte. As reações tipo B são mediadas por mecanismo imunológicos, por ativação de metabólitos tóxicos quimicamente reativos ou por toxicidade direta. Esse tipo de reação é tratada com a suspensão do medicamento. Exemplos: reações de hipersensibilidade com betalactâmicos, hipertermia maligna por anestésicos gerais, agranulocitose por clozapina e hipersensibilidade por carbamazepina.[4]

A classificação de Rawlins e Thompson não permite enquadrar reações carcinogênicas e teratogênicas em quaisquer das duas categorias. A categoria tipo B apresenta uma vasta amplitude e heterogeneidade, englobando todas as reações que não são do tipo "A", que vão desde reações alérgicas até aquelas provocadas por excipientes da formulação do medicamento.[15]

A classificação de Grahame-Smith e Aronson[29] busca solucionar as limitações da classificação de Rawlins e Thompson. A nova classificação mantém as reações tipo A e B e acrescenta duas outras categorias:

- *Reação tipo C*: pouco comum, tempo e dose-dependentes, relacionada ao uso crônico e a dose acumulativa. Exemplo: osteoporose induzida por corticosteroide.
- *Reação tipo D*: pouco comum, frequentemente com dose relacionada e início demorado. Exemplo: carcinogênese por ciclosporina.[4]

Vale destacar outras categoria sugeridas na literatura: reação tipo E (tempo-dependente), para classificar reações relacionadas à retirada do medicamento;

reação tipo F (dose-dependente), para classificar a inefetividade terapêutica devido a subníveis terapêuticos, geralmente induzidos por interação medicamentosa.[4]

Wills e Brown[16] apresentaram uma classificação mais abrangente, enfocando o fármaco, os excipientes farmacêuticos, a dose e os processos de administração. Essa classificação usa a mesma nomenclatura das anteriores, entretanto, as definições são comuns apenas para as reações tipo A e E.

A classificação de Wills e Brown propõe as seguintes categorias de reações adversas a medicamentos:

- *Reação tipo A*: são reações adversas dose-dependentes. Podem ser previsíveis com o conhecimento do mecanismo de ação do fármaco ou do excipiente. Aparecem apenas durante a utilização do medicamento. Melhoram parcialmente ou completamente com a retirada do agente causal ou redução da dose. Um exemplo é a hipoglicemia com antidiabéticos orais.
- *Reação tipo B*: são reações previsíveis farmacologicamente e dose dependentes. Desaparecem com a retirada do medicamento. Envolvem interação entre microrganismo e hospedeiro. Diferenciam-se das reações tipo "A", porque as ações ocorrem na fisiologia do microrganismo. Exemplos: superinfecção com o uso de antimicrobianos de largo espectro e cárie dentária causada pelo teor de açúcares dos medicamentos
- *Reação tipo C*: são reações determinadas pelas propriedades químicas do fármaco ou excipiente, e não pela atividade farmacológica. A gravidade desse tipo de reação é mais função da concentração, no sítio de ação, do que da dose. Enquadram-se nesta categoria eventos relacionados à administração parenteral de medicamentos, como extravasamento, flebite e infiltração, além de outros exemplos como lesão gastrintestinal por irritante de ação local e queimadura por substâncias de natureza alcalina ou ácida.
- *Reação tipo D*: são reações relacionadas ao sistema de liberação do fármaco e ao método de administração do medicamento. São independentes das propriedades químicas ou farmacológicas. A natureza física da formulação do medicamento é um fator contribuinte. Destacam-se citar como exemplos fibrose ou inflamação em torno de implantes, infecção em sítio de administração parenteral ou tosse associada a inaladores de pó seco.
- *Reação tipo E*: são reações de retirada, tipo dependência física. São farmacologicamente previsíveis e ocorrem após a suspensão do fármaco ou redução da dose. A reintrodução do fármaco pode melhorar o sintoma. Exemplos de fármacos que podem induzir essa categoria de reação: opioides, benzodiazepínicos, nicotina e clonidina.
- *Reação tipo F*: são reações geneticamente determinadas que ocorrem em indivíduos suscetíveis. Desaparecem com a retirada do medicamento. Exemplo: hemólise em uso de quinino em pessoas com deficiência da glicose-6-fosfato-desidrogenase.

- *Reação tipo G*: reações causadas por danos genéticos irreversíveis, decorrentes de efeitos carcinogênicos ou genotóxicos. Exemplo: focomelia por talidomida.
- *Reação tipo H*: reações que envolvem ativação do sistema imunológico, farmacologicamente imprevisíveis e independentes da dose. Exigem retirada do medicamento, porque a redução da dose não melhora os sintomas. Exemplos: angioedema agudo, síndrome de Stevens-Johnson e discrasias sanguíneas mediadas por hipersensibilidade.
- *Reação tipo U*: reações adversas cujos mecanismos de ação não estão elucidados e que não se enquadram nas demais categorias. Exemplo: distúrbios de paladar induzidos por fármaco.[16]

As classificações de Rawlins e Thompson, Wills e Brown, Grahame-Smith e Arinson levam em consideração as propriedades farmacológicas e as variáveis tempo e dose, omitindo aspectos relativos ao indivíduo (idade, sexo, doenças concomitantes) e outros fatores biológicos que conferem suscetibilidade. Buscando suprir essa lacuna, foi proposta uma nova classificação, designada DoTS, que integra as propriedades do fármaco aos aspectos relativos à dose, ao tempo de utilização e à suscetibilidade do indivíduo.

A classificação DoTS é tridimensional e baseia-se em aspectos relativos à dose, ao tempo e à susceptibilidade do indivíduo.

Aspectos Relativos à Dose

Consideram os efeitos dos fármacos como sujeitos à lei da ação das massas e, portanto, dose-dependentes – inclusive os efeitos imunológicos. Não é favorável a inclusão de reações imunológicas na categoria tipo B da classificação de Rawlins e Thompson. Adota a seguinte tipologia para reações adversas em relação à dose:

- *efeito tóxico*: ocorre em doses supraterapêuticas;
- *efeito colateral*: ocorre em doses terapêuticas padrão;
- *reação de hipersuscetibilidade*: ocorrem em doses subterapêuticas em indivíduos suscetíveis.

Aspectos Relativos ao Tempo

Abrangem duas categorias:

- *Reações tempo independentes*: ocorrem devido à mudança da concentração do fármaco (efeito farmacocinético – intoxicação digitálica em paciente com insu-

ficiência renal) ou sem mudança da dose ou concentração (efeito farmacodinâmico – intoxicação digitálica devido à hipocalemia).
- Reações tempo dependentes: abrangem seis subtipos:
  - *Reação rápida*: devido à administração muito rápida do medicamento. Exemplo: síndrome do homem do pescoço vermelho com vancomicina.
  - *Reação de dose inicial*: ocorre após a primeira dose, exigindo precaução especial nesse momento da administração. Exemplo: hipotensão com inibidores da enzima conversora da angiotensina ou com antagonistas alfa-adrenérgicos.
  - *Reação imediata*: ocorre no início do tratamento e reduz com a duração do tratamento. Geralmente são reações que envolvem tolerância como as dores de cabeça induzidas por nitratos.
  - *Reação intermediária*: ocorre algum tempo depois do início do tratamento, entretanto, se não ocorrer, o risco é pequeno e reduz com o passar do tempo. Exemplos: tromboembolismo com agente antipsicótico, hipersensibilidade tipo II (trombocitopenia induzida por quinino) e farmacodermia por ampicilina ou amoxacilina.
  - *Reação tardia*: ocorre raramente e principalmente no início do tratamento. O risco eleva com a duração do tratamento e a exposição continuada. Abrange também as reações de retirada. Exemplos: efeitos adversos de corticosteróides, discinesia por antagonistas de dopamina e síndrome de retirada de opiaceos ou de clonidina.
  - *Reação retardada*: são observadas muito tempo depois da exposição, podendo ocorrer mesmo após a interrupção do tratamento. Exemplos: teratogênese (focomelia por talidomida) e carcinogênese por ciclosporina.
- *Suscetibilidade*: o risco de uma reação adversa a medicamento difere entre membros de uma população exposta. Em determinados casos, o risco vai estar presente em indivíduos suscetíveis, e ausentes em outros. A suscetibilidade segue uma distribuição contínua, por exemplo, aumentando com o grau de insuficiência renal. Apesar de determinadas reações de hipersusceptibilidade serem conhecidas, existem algumas desconhecidas. Entre os fatores relacionados à suscetibilidade incluem-se: variações genéticas (polimorfismo do citocromo, sensibilidade à succinilcolina), extremos de idade, sexo (diferenças de dose entre homens e mulheres), variação fisiológica (uso de fenitoína na gravidez), fatores exógenos (interações medicamentosas) e condição clínica (insuficiência renal ou hepática). Mais de um fator de suscetibilidade pode estar presente.

Exemplos de Classificação de Reações Adversas Segundo a DoTS

- *Osteoporose por corticosteroide*: Do – efeito colateral T – tardio S – idade e sexo.
- *Anafilaxia por penicilina*: Do – hipersusceptibilidade T – dose inicial S – não compreendida, exige sensibilização prévia.
- *Hepatoxicidade por isoniazida*: Do – efeito colateral T – intermediária S – genética (metabolismo do fármaco), idade, exógeno (álcool), condição clínica (desnutrição).

A abordagem ampla adotada pela classificação DoTS contribui para a melhoria do processo de avaliação e registro de novos medicamentos, para as ações de farmacovigilância e otimização de medidas de prevenção e tratamento das RAM.[17]

FATORES DE RISCO PARA REAÇÕES ADVERSAS A MEDICAMENTOS

A identificação dos fatores de risco para RAM é importante na prevenção desses eventos nos âmbitos hospitalar ou ambulatorial. Os profissionais de saúde envolvidos nas diversas etapas do processo de utilização de medicamentos devem conhecer esses fatores para garantir a segurança da farmacoterapia. Entre os fatores de risco para RAM, destacam-se:

- Idade: as RAM são mais frequentes em idosos, devido às seguintes alterações fisiopatológicas: o comprometimento da função renal para depuração de fármacos que são primariamente excretados pelos rins; redução do fluxo sanguíneo e do processo de biotransformação hepática; aumento da gordura corpórea, o que resulta no aumento do volume de distribuição dos fármacos lipossolúveis; alterações da sensibilidade de receptores; modificações das respostas dos sistemas fisiológicos comprometidos por doenças que podem alterar a ação dos fármacos. Outros fatores importantes são farmacoterapia múltipla, interações medicamentosas, déficit cognitivo, baixa adesão ao tratamento e prescrição de medicamentos inadequados para idosos. É amplamente aceito que os riscos de reações adversas e interações medicamentosas se elevam com o número de medicamentos administrados e com a idade do indivíduo. Na Inglaterra, estima-se que 5 a 17% das internações hospitalares de idosos são determinadas por RAM.[18] Outro grupo etário com risco de RAM são as crianças, em especial os neonatos. O perfil farmacocinético e farmacodinâmico diferenciado exige um uso criterioso dos medicamentos e monitoração das RAM. Os seguintes fatores de risco são descritos como relacionados à RAM em crianças hospitalizadas: idade gestacional inferior a 28 semanas, apneia, uso de ventilação mecânica, nutrição parenteral total, insuficiência renal e/ou hepática. Identifica-se nos estudos uma maior frequência de RAM em crianças associada à utilização de medicamentos não licenciados para uso pediátrico (*unlicensed*), bem como ao emprego de produtos de maneira diversa das especificações autorizadas no registro (*off-label*).[19] O risco de RAM aumenta com o número de medicamentos utilizados, independentemente do grupo etário.

- *Gênero*: geralmente, os homens possuem maior massa muscular, volume intravascular e água corporal, enquanto mulheres têm mais gordura corporal. Em consequência, os volumes de distribuição de fármacos lipofílicos é maior em mulheres. A significância clínica dessa diferença pode variar de um fármaco para outro, estando atualmente em investigação para se conhecer sua real magnitude. Variações na atividade das isoenzimas P3A4 do citocromo P450 relacionados ao gênero têm sido consideradas para explicar o metabolismo mais rápido de determinados fármacos em mulheres. Algumas reações adversas a medicamentos são mais prevalentes em mulheres, o que exige redução das doses para aprimorar a segurança. Outros fatores determinantes da maior frequência de RAM em mulheres são: comorbidades, medicamentos de uso crônico como os anticonceptivos orais e diferenças hormonais.[20]
- *Fatores farmacogenéticos*: diferenças no perfil genético de indivíduos ou mesmo de grupos de pessoas, podem determinar alterações na farmacocinética e farmacodinâmica propiciando o aparecimento de RAM. Enzimas do citocromo P450 são importantes para o metabolismo de fármacos, tendo sido demonstradas relações entre predisposição a reações adversas e variantes de alelos dessas enzimas. As seguintes RAM graves estão associadas a fatores farmacogenéticos: hepatoxicidade, miotoxicidade induzida por estatinas, mielossupressão por mercaptopurina e azatioprina, prolongamento do intervalo QT e neutropenia por irinotecano. A contribuição da farmacogenética para a segurança dos medicamentos tem sido objeto de muita investigação e a perspectiva é que essa ciência contribua com a farmacovigilância na determinação da relação risco-benefício dos medicamentos e na identificação de fatores predisponentes para RAM.[20-22]
- *Insuficiências hepática e renal*: reações adversas são frequentes em pacientes com insuficiência renal ou hepática. O fígado exerce função primordial no metabolismo de medicamentos. Em caso de insuficiência hepática, esse processo farmacocinético é comprometido, o que pode contribuir para o aparecimento de RAM dose-dependente. Por outro lado, a insuficiência renal, devido ao comprometimento do processo de excreção, também predispõe a RAM. Essas RAM são mais frequentes com fármacos de baixo índice terapêutico, em pacientes idosos e em terapia intensiva. Ajuste posológico em função do *clearance* de creatinina é uma

medida para prevenção de RAM em casos de insuficiência renal. Para determinados fármacos estão disponíveis diretrizes de ajuste posológico em função do grau da insuficiência hepática (escore de Child-Pugh), contribuindo para o manejo da segurança da farmacoterapia.[20]

- *Automedicação*: é importante fator de risco para RAM. Apesar de os medicamentos isentos de prescrição empregados na automedicação serem classificados como seguros e efetivos, eles não são isentos de riscos, particularmente em idosos, pelas alterações fisiológicas que predispõem a RAM. A automedicação pode envolver medicamentos sintéticos e fitoterápicos. Fitoterápicos como alho (*Alem sativo*), ginkgo biloba e erva de são joão (*Hypericum perforatum*) participam de interações com medicamentos sintéticos, que podem induzir RAM graves, em pacientes ambulatoriais. Algumas dessas RAM podem demandar admissão hospitalar para tratamento.[20,23]

IDENTIFICAÇÃO DE REAÇÕES ADVERSAS A MEDICAMENTOS EM HOSPITAIS

A notificação voluntária é uma estratégia importante para identificar RAM em hospitais. Para garantir a efetividade dessa estratégia, os médicos, enfermeiros e farmacêuticos devem ser orientados sobre a relevância da notificação para as ações de farmacovigilância e, principalmente, para a melhoria da qualidade e segurança da assistência. Essa estratégia é de simples implementação, porém, demanda ações educativas frequentes.[24]

A monitoração intensiva de RAM é outra estratégia factível de ser implantada em hospitais. Consiste na coleta sistemática de dados de pacientes por enfermeiros ou farmacêuticos, mediante entrevista e protocolos estruturados. A informação é obtida do próprio paciente, do prontuário ou do médico responsável. Exige maior infraestrutura e número de recursos humanos que a notificação voluntária. Frequentemente, essa estratégia é empregada associada a projetos de investigação ou programas institucionais para diagnóstico da segurança e qualidade da assistência. A monitoração pode ser realizada em unidades de internação com maior risco de RAM ou com pacientes em uso de determinados medicamentos É também empregada em situações que visam a amplificar sinais para ações de farmacovigilância.[23,24]

Em hospitais com sistemas computadorizados e integrados de gestão clínica e administrativa é possível implantar informatização da identificação de RAM. O sistema opera com a integração de informações recuperadas do serviço de arquivo médico e estatístico, laboratório de análises clínicas, serviço de farmácia, unidade de epidemiologia e outros. Geralmente, estabelece critérios de rastreamento (*trigger signals*) para padronizar a sistemática e facilitar o processo de identificação de RAM.[24]

Análise de Causalidade

As suspeitas de RAM identificadas devem ser analisadas em relação aos aspectos clínicos e farmacológicos e a temporalidade, para subsidiar a causalidade.

Causalidade é a determinação da probabilidade de um medicamento específico causar reação suspeita. Vários métodos estão disponíveis para determinação da causalidade, mas não existe uma padronização de critérios diagnósticos, o que gera intravariabilidade e intervariabilidade entre os métodos. Ainda não está disponível um método aceito universalmente.

Os métodos de análise de causalidade podem ser agrupados em: introspecção global ou julgamento de especialistas, algoritmos e métodos baysenianos.[25] No contexto hospitalar, o método mais empregado é o algoritmo, pois é o de menor complexidade.

Um algoritmo é um instrumento clínico em forma de questionário que apresenta critérios operacionais detalhados para estabelecer a probabilidade de causalidade diante de uma suspeita de RAM. Os algoritmos são desenvolvidos com métodos sistemáticos e padronizados para identificação de RAM empregando parâmetros como: sequência temporal, uso prévio do medicamento, relato de reações prévias ou semelhantes, retirada e reexposição ao medicamento. Uma avaliação clínica é necessária para responder às diversas perguntas que compõem o algoritmo. Mais de duas dezenas de algoritmos são conhecidos, e o algoritmo de Naranjo (Tabela 5.1) é um dos mais divulgados em publicações científicas. Os algoritmos de Kramer e de Karch e Lassagna também estão entre os mais conhecidos.[25-27]

O método de causalidade da OMS, adotado no Programa Internacional de Monitorização de Medicamentos, é outra opção para uso em hospitais (Tabela 5.2). A difusão desse método entre os países membros do programa contribui para a harmonização das ações.[4,28]

TABELA 5.1 Algoritmo de Naranjo[26]

Pergunta	Sim	Não	Não Sabe
Existem notificações conclusivas sobre esta reação?	+1	0	0
A reação apareceu após administração do fármaco suspeito?	+2	-1	0
A reação desapareceu quando o fármaco foi suspenso ou quando um antagonista específico foi administrado?	+1	0	0
A reação reapareceu quando o fármaco foi readministrado?	+2	-1	0

(continua)

TABELA 5.1 Algoritmo de Naranjo[26] (continuação)

Pergunta	Sim	Não	Não Sabe
Excluindo o uso de medicamentos, existem outras causas capazes de determinar o surgimento da reação?	-1	+2	0
A reação reapareceu com a introdução de um placebo?	-1	+1	0
O fármaco foi detectado no sangue ou outros fluidos biológicos em concentrações tóxicas?	+1	0	0
A reação aumentou com dose maior ou diminuiu quando foi reduzida a dose?	+1	0	0
O paciente tem história de reação semelhante com o mesmo fármaco ou similar em alguma exposição prévia?	+1	0	0
A reação adversa foi confirmada por qualquer evidência objetiva?	+1	0	0
Total :			

Causalidade	Pontuação
Definida	maior ou igual a 9
Provável	entre 5 e 8
Possível	entre 1 e 4
Duvidosa (condicional)	menor ou igual a 0

TABELA 5.2 Categorias de causalidade de reação adversa a medicamentos do Programa Internacional de Monitorização de Medicamentos da Organização Mundial da Saúde[27]

Categoria	Descrição
Definida	Evento clínico que pode incluir anormalidades de exame laboratorial, que ocorra em um espaço de tempo plausível em relação à administração do medicamento, e não pode ser explicado por doenças concomitantes, por outros medicamentos ou substâncias químicas. A resposta de retirada do medicamento deve ser clinicamente plausível. O evento deve ser farmacológica ou fenomenologicamente definido, utilizando um procedimento de reexposição satisfatória, se necessário

(continua)

Tabela 5.2 Categorias de causalidade de reação adversa a medicamentos do Programa Internacional de Monitorização de Medicamentos da Organização Mundial da Saúde[27] (continuação)

Categoria	Descrição
Provável	Evento clínico que pode incluir anormalidade em exames laboratoriais, com uma sequência temporal razoável em relação a administração do medicamento, improvável de ser atribuído à doença concomitante, outros medicamentos ou substâncias químicas e que apresenta uma razoável resposta clínica após a retirada do medicamento. A informação de reexposição não é necessária para completar essa definição
Possível	Evento clínico que pode incluir anormalidade de exames de laboratório com uma sequência temporal razoável em relação à administração do medicamento, mas que pode também ser atribuido a doença concomitante, outros medicamentos ou substâncias químicas A informação sobre a retirada pode estar ausente ou não ser claramente conhecida
Improvável	Evento clínico que pode incluir anormalidade de exames laboratoriais com uma sequência temporal em relação à administração do medicamento que determina uma relação causal improvável. Outros medicamentos ou substâncias químicas ou doenças subjacentes oferecem explicações plausíveis
Condicional/ não classificado	Evento clínico que pode incluir anormalidade de exames laboratoriais, notificado como uma reação adversa sobre o qual mais dados são essenciais para uma avaliação apropriada ou os dados adicionais estão sob avaliação
Não acessível/ não classificável	Notificação que sugere uma reação adversa que não pode ser julgada porque a informação é insuficiente ou contraditória e não pode ser verificada ou suplementada

A identificação e análise de causalidade de RAM em âmbito hospitalar permite detectar reações que determinaram a internação e aquelas que ocorreram ao longo do tratamento na instituição. A análise das RAM detectadas em hospitais fornece informações sobre a segurança de medicamentos em pacientes com características próprias dos níveis assistenciais mais complexos (indivíduos com instabilidade hemodinâmica, comorbidades, falência de órgãos); permite conhecer o risco de RAM com medicamentos de uso exclusivamente hospitalar (antimicrobianos de uso parenteral, anestésicos, sedativos) e possibilita identificar os custos associados com as RAM, além de subsidiar a análise da segurança e qualidade das prescrições ambulatoriais, a partir da avaliação das RAM que determinaram internações.

Referências Bibliográficas

1. Pillans PI. Clinical perspectives in drug safety and adverse drug reaction. Expert Review of Clinical Pharmacology. 2008;1(5):695-705.
2. Davies EC, Green CF, Taylor S, Williamson PR, Mottram DR, Pirmohamed M. Adverse drug reactions in hospital in-patients: a prospective analysis of 3695 patient-episodes. PLoS ONE. 2009;4(2):e4439.
3. World Health Organization. International drug monitoring: the role of national centers. Geneva: World Health Organization; 1972. p. 9.
4. Edwards IR, Aronson JK. Adverse drug reactions: definitions, diagnosis, and management. Lancet. 2000; 356(9237):1255-9.
5. Committee of Experts on Management of Safety and Quality in Health Care – Expert Group on Safe Medication Practices. Glossary of terms related to patient and medicationsafety [acesso em 30 abr 2009]. Disponível em: http://www.who.int/patientsafety/highlights/COE_patient_and_medication_safety_gl.pdf
6. Runciman W, Hibbert P, Thomson R, Van Der Schaaf T, Sherman H, Lewalle P. Towards an International Classification for Patient Safety: key concepts and terms. Int J Qual Health Care. 2009;21(1):18-26.
7. Rissato MA, Romano-Lieber NS, Lieber RR. Terminology for drug incidents in the hospital context. Cad Saude Publica 2008;24(9):1965-75.
8. Bond CA, Raehl CL. Adverse drug reactions in United States hospitals. Pharmacotherapy. 2006;26(5):601-8.
9. Roughead EE, Gilbert AL, Primrose JG, Sansom LN. Drug-related hospital admissions: a review of Australian studies published 1988-1996. Med J Aust. 1998;168(8):405-8.
10. Pirmohamed M, James S, Meakin S, Green C, Scott AK, Walley TJ, et al. Adverse drug reactions as cause of admission to hospital: prospective analysis of 18 820 patients. BMJ. 2004;329(7456):15-9.
11. Pfaffenbach G, Carvalho OM, Bergsten-Mendes G. Reações adversas a medicamentos como determinantes da admissão hospitalar. Rev Assoc Med Bras. 2002;48(3):237-41C.
12. Passarelli MC, Jacob-Filho W, Figueras A. Adverse drug reactions in an elderly hospitalised population: inappropriate prescription is a leading cause. Drugs Aging. 2005;22(9):767-7.
13. Camargo AL, Cardoso Ferreira MB, Heineck I .Adverse drug reactions: a cohort study in internal medicine units at a university hospital. Eur J Clin Pharmacol. 2006;62:143-9.
14. Dall'Agnol RSA. Identificação e quantificação de problemas relacionados com medicamentos em pacientes que buscam atendimento no Serviço de Emergência do Hospital de Clínicas de Porto Alegre [dissertação de mestra-

do]. Porto Alegre: Faculdade de Farmácia da Universidade Federal do Rio Grande do Sul; 2004.
15. Magalhães SMS, Carvalho WS. Reações Adversas a Medicamentos. In: Gomes MJVM, Reis AMM. Ciências Farmacêuticas: uma abordagem em farmácia hospitalar. Rio de Janeiro: Atheneu; 2001. p. 125-45.
16. Wills S, Brown D. A proposed new means of classifying adverse reactions to medicines. The Pharmaceutical Journal. 1999; 262:163-5.
17. Aronson JK, Ferner RE. Joining the DoTS: new approach to classifying adverse drug reactions. BMJ. 2003;327(7425):1222-5.
18. Merle L, Laroche ML, Dantoine T, Charmes JP. Predicting and preventing adverse drug reactions in the very old. Drugs Aging. 2005;22(5):375-92.
19. Santos DB, Coelho HLL. Reações adversas a medicamentos em pediatria: uma revisão sistemática de estudos prospectivos. Rev Bras Saúde Mater Infant. 2004;4(4):341-9.
20. Atuah KN, Hughes D, Pirmohamed M. Clinical pharmacology: special safety considerations in drug development and pharmacovigilance. Drug Saf. 2004;27(8):535-54.
21. Wilke RA, Lin DW, Roden DM, Watkins PB, Flockhart D, Zineh I, et al. Identifying genetic risk factors for serious adverse drug reactions: current progress and challenges. Nat Rev Drug Discov. 2007;6(11):904-16.
22. Chiang AP, Butte AJ. Data-driven methods to discover molecular determinants of serious adverse drug events. Clin Pharmacol Ther. 2009;85(3):259-68.
23. Heineck I, Camargo AL, Ferreira MBC. Reações adversas a medicamentos. In: Fuchs FD, Wannmacher L, Ferreira MBC, organizadores. Farmacologia clínica. 3.ed. Rio de Janeiro: Guanabara Koogan; 2004. p. 73-85.
24. Agbabiaka TB, Savović J, Ernst E. Methods for causality assessment of adverse drug reactions: a systematic review. Drug Saf. 2008;31(1):21-37.
25. Thürmann PA. Methods and systems to detect adverse drug reactions in hospitals. Drug Saf. 2001;24(13):961-8.
26. Naranjo CA, Busto U, Sellers EM, Sandor P, Ruiz I, Roberts EA, et al. A method for estimating the probability of adverse drug reactions. Clin Pharmacol Ther. 1981;30:239-45.
27. Dias MF. Introdução à farmacovigilância. In: Storpirtis S, Mori ALPM, Yochiy A, Ribeiro E, Porta V, organizadores. Farmácia clínica e atenção farmacêutica. Rio de Janeiro: Guanabara Koogan; 2008. p. 46-62.
28. World Health Organization. Uppsala Monitoring Centre. The use of the WHO-UMC system for standardised case causality assessment [acesso em 29 abr 2009]. Disponível em: http://www.who-umc.org/graphics/4409.pdf
29. Grahame-Smith DG, Aronson JK. Adverse drug reaction: the Oxford textbook of clinical pharmacology and drug therapy. Oxford: Oxford University Press; 1984. p. 132-57.

6

Inefetividade terapêutica de medicamentos

Helaine Carneiro Capucho

A monitoração da segurança de medicamentos é elemento essencial para a promoção do seu uso racional, o que, consequentemente, melhora a assistência prestada aos usuários dos sistemas e estabelecimentos de saúde.[1] Nas últimas décadas, a farmacovigilância teve um avanço significativo como ciência crítica da prática clínica,[2] norteando ações dos diferentes profissionais de saúde e órgãos regulatórios, a fim de promover o uso seguro e efetivo de medicamentos.

Diferenças entre a pesquisa e a prática clínica como o número e os perfis de pacientes que utilizam os medicamentos, a duração dos tratamentos, o controle e cumprimento da terapia tornam fundamental a vigilância dos medicamentos após sua comercialização em todos os países,[3] porque a ocorrência dos eventos adversos a eles relacionados varia até mesmo entre regiões de um mesmo país. Isso pode ocorrer devido a diferenças quanto a: produção de medicamentos; distribuição e uso (indicações, dose, disponibilidade); genética, dieta, tradições étnicas; qualidade e composição farmacêuticas (excipientes) de produtos farmacêuticos produzidos no local; uso de medicamentos fitoterápicos e plantas medicinais, que podem ocasionar problemas toxicológicos específicos quando usados sozinhos ou em combinação com outros medicamentos.[3,4]

Pelo exposto, faz-se necessário monitorar os medicamentos sob quatro aspectos: segurança, efetividade, racionalidade e qualidade após entrada no mercado.[3,6]

Este capítulo tratará de um dos aspectos citados: a efetividade, que é a capacidade dos medicamentos exercerem os efeitos terapêuticos esperados em condições reais de uso,[7] nas quais podem ocorrer interações medicamentosas; falhas no regime posológico prescrito; utilização dos medicamentos por pessoas com diferentes condições de saúde (crianças, idosos, gestantes, portadores de diversas doenças); deterioração dos medicamentos devido a falhas no transporte, no armazenamento e na preparação. Assim, quando os medicamentos não exercem os efeitos terapêuticos esperados dizemos que há inefetividade terapêutica, a qual pode estar relacionada à qualidade dos medicamentos ou a falhas nos processos que antecedem sua utilização.

Atualmente, os fracassos da farmacoterapia são motivo de preocupação, pois esses casos têm aumentado nos últimos anos no Brasil. O crescimento das ações de farmacovigilância nos estabelecimentos de saúde tem permitido identificar esses problemas, pois, muitas vezes, somente na prática clínica é possível perceber a diferença entre a resposta terapêutica e o efeito esperado.[8] É por isso que se recomenda a notificação de qualquer suspeita de inefetividade terapêutica, especialmente quando se suspeita de problemas de qualidade devido à fabricação dos medicamentos, do uso de medicamentos falsificados ou de desenvolvimento de resistência pelo sistema imunológico do paciente, por células tumorais ou por micro-organismos.[3]

A inefetividade terapêutica é um assunto ainda pouco abordado e difundido entre os profissionais de saúde que, quando se deparam com uma suspeita de inefetividade terapêutica, tendem a questionar, em primeira instância, a qualidade do medicamento produzido pela indústria farmacêutica. Entretanto, é sabido que a inefetividade de um medicamento ocorre por diversas razões, desde a síntese do fármaco até a administração do medicamento ao paciente.[9]

A ocorrência de inefetividade, parcial ou total, terapêutica de medicamentos, varia de acordo com a indicação, a posologia, a via de administração escolhida, a existência de interações medicamentosas, de interações medicamento-alimento, de incompatibilidades com materiais médico-hospitalares, frascos e soluções diluentes, além da forma com que foi transportado e armazenado nas diversas etapas até sua administração ao paciente. Portanto, as causas de falha terapêutica se dão por diferentes situações, que estão, basicamente, relacionadas aos pacientes, ao ambiente, aos erros de medicação e aos produtos, fatores estes que serão abordados a seguir.

INEFETIVIDADE TERAPÊUTICA RELACIONADA AOS PACIENTES

A resposta terapêutica a um fármaco pode variar de um paciente para outro, e vários são os fatores relacionados a essa variação, como características genéticas, etnia, idade, sexo, peso corporal, estado nutricional, situações fisiológicas especiais (gravidez e lactação) ou patológicas, condições emocionais e adesão ao tratamento.[10]

As diferenças entre os indivíduos relativas às respostas terapêuticas aos fármacos geralmente estão associadas às reações idiossincrásicas. Tais reações ocorrem devido à existência de polimorfismos genéticos presentes em genes que afetam as respostas farmacocinéticas ou farmacodinâmicas do organismo em relação aos medicamentos, e a farmacogenética é a área das ciências farmacêuticas que estuda as influências genéticas sobre as respostas a medicamentos.[11]

Na população, esses polimorfismos afetam a farmacocinética ou a farmacodinâmica e geralmente são expressos por três diferentes fenótipos:

- *metabolizadores lentos:* indivíduos com diminuição ou ausência da enzima metabolizadora, que, normalmente, estão mais suscetíveis às reações adversas aos medicamentos;
- *metabolizadores intermediários:* que apresentam metabolismo "normal", comum à maioria da população;
- *metabolizadores rápidos:* podem ser decorrentes de um aumento na produção da enzima metabolizadora, associado a uma ou múltiplas duplicações do gene que codifica a enzima, dificultando a elevação e manutenção dos níveis séricos dos fármacos até que atinjam o intervalo terapêutico.[12]

Essa parcela da população pode, portanto, não responder a alguns tratamentos medicamentosos, apresentando tolerância e resistência.

A tolerância pode ocorrer com a exposição repetida ou contínua a alguns fármacos, levando à diminuição de resposta.[10] A resistência pode ser uma condição adquirida por um paciente ao longo da vida, por mecanismo imunológico, quando o medicamento atua como antígeno, mas é neutralizado por anticorpos. Micro-organismos e células tumorais também podem desenvolver resistência a determinados medicamentos.[13]

Metzger et al.[12] sugerem que, no futuro, a farmacogenética possa ser uma ferramenta útil no desenvolvimento de novos medicamentos pelas indústrias farmacêuticas, facilitando o processo de aprovação de medicamentos para comercialização, reduzindo custos e riscos, ao realizar ensaios clínicos com populações caracterizadas geneticamente. A farmacogenética também poderá ser utilizada como suporte à farmacovigilância, uma vez que medicamentos rejeitados poderão ser reavaliados, a fim de viabilizar sua utilização no mercado para atender a parcelas específicas da população, cujas respostas ao produto sejam satisfatórias.

Os fatores genéticos influenciam a resposta terapêutica aos medicamentos por parte de usuários de diferentes etnias, assim como a dieta e outros fatores ambientais. Os chineses, por exemplo, metabolizam o propranolol mais rapidamente que os caucasianos.[14]

Hábitos de vida, como exercícios e sono, também podem ter impacto sobre as respostas clínicas a fármacos. A dieta também as influenciam à medida que interagem com alimentos, conservantes, estabilizantes e outras substâncias químicas ingeridas. Alimentos defumados podem modificar o metabolismo de alguns medicamentos, por conterem indutores enzimáticos, assim como as dietas ricas em proteínas. Etilismo crônico pode induzir a oxidação de fármacos, enquanto altas concentrações circulantes podem inibir o metabolismo farmacológico.[10]

Distúrbios fisiológicos, como o vômito e a diarreia, podem fazer com que os fármacos sejam excretados antes mesmo de serem absorvidos e metabolizados.[10] Os contraceptivos orais, por serem absorvidos no intestino, são exemplos clássicos de fármacos que sofrem grande interferência da ocorrência de diarreia.

Por influenciarem a farmacodinâmica e a farmacocinética, fatores clínicos como doenças ou condições que estão sendo tratadas, além da administração concomitante de outros fármacos, devem ser considerados para determinar a posologia do medicamento. Os fatores relacionados aos pacientes, portanto, devem ser considerados para a prescrição dos medicamentos, especialmente ao estabelecer a posologia, que compreende a dose, forma farmacêutica, intervalo de dose, via de administração e duração de terapia.[15]

Inefetividade Terapêutica Relacionada ao Ambiente

O meio ambiente pode influenciar a resposta dos indivíduos aos medicamentos, pois temperatura, pressão atmosférica e altitude também condicionam mudanças devido a alterações fisiológicas, como oxigenação tecidual, concentração de hemácias e modificação do número de receptores celulares, por exemplo. As ações dos anestésicos inalatórios, por exemplo, são modificadas devido à diferença de pressão atmosférica e consequente modificação das pressões parciais dos gases, o que altera a concentração dos agentes anestésicos inalatórios.[10]

A rápida biotransformação ocasionada por poluentes e pesticidas que induzem o metabolismo hepático daqueles fármacos metabolizados pelos sistemas enzimáticos microssomais oxidantes ou oxidases do sistema P-450 provoca duração de efeito mais curta, podendo afetar a efetividade do tratamento.[10]

Fatores ambientais, relacionados ao transporte e armazenamento dos medicamentos (temperatura, luminosidade, concentração de oxigênio e umidade), ao afetarem as integridades química, física e microbiológica desses produtos, também podem levar à inefetividade terapêutica. A temperatura é um dos principais fatores causadores da instabilidade dos fármacos e produtos farmacêuticos, pois pode fornecer energia para acelerar as reações químicas de degradação.[16] Portanto, deve ser monitorada em todo o sistema de medicação nos estabelecimentos de saúde, especialmente durante o transporte e armazenamento, a fim de manter estáveis as características dos medicamentos conforme o determinado pelos testes que precedem sua comercialização, já que, o que se espera de um medicamento é que ele tenha, no momento do uso, preservada sua ação farmacológica e que a toxicidade da formulação mantenha-se em níveis aceitáveis.[17]

Inefetividade Terapêutica Relacionada aos Erros de Medicação

A inefetividade pode ocorrer devido a erros de medicação, que serão abordados no Capítulo 8 deste livro. Primeiramente, deve-se assegurar se há o cumprimento do tratamento prescrito, seja pela equipe de saúde, seja pelo paciente. A omissão de dose ou o atraso na administração de medicamentos podem contribuir consideravelmente para a falha da terapia proposta.

Adicionalmente, diagnóstico equivocado, doses erradas, indicação indevidas, presença de interações medicamentosas e medicamento-alimento (Capítulo 9), erros na dispensação, preparo, misturas e diluições errôneas e vias de administração incorretas podem contribuir para o insucesso do tratamento com medicamentos.

Por esses motivos, falhas da terapia medicamentosa podem ser evitadas com a devida orientação e capacitação da equipe de saúde, em especial as equipes médicas, de enfermagem e de farmácia, já que o desconhecimento sobre os medicamentos está entre as principais causas de erros de medicação.[18]

INEFETIVIDADE TERAPÊUTICA RELACIONADA AOS PRODUTOS

Desvios de qualidade de medicamentos podem ser responsáveis pela inefetividade terapêutica e podem ser originados por problemas com a matéria-prima ou qualquer outra etapa do processo produtivo.

A efetividade terapêutica dos fármacos está diretamente relacionada às suas características estruturais cristalinas (polimorfismo), ao hábito cristalino (morfologia) e ao tamanho de partícula.[19] O polimorfismo dos fármacos refere-se às diferentes formas cristalinas que uma mesma molécula no estado sólido pode apresentar. Formas cristalinas diferentes de um mesmo composto sólido geralmente apresentam diferenças significativas de solubilidade, processabilidade e estabilidade física e química.[20,21] Essas diferenças podem afetar a performance do produto, causando problemas de processamento ou produção do princípio ativo ou produto, de solubilidade, estabilidade, biodisponibilidade e bioequivalência, modificando o comportamento da molécula quando em um meio biológico,[22-25] ou seja, pode afetar a efetividade do medicamento.

Um polimorfo de um fármaco pode ser ativo terapeuticamente; outro, menos ativo, inativo ou, até mesmo, tóxico. A alteração na atividade pode estar ligada diretamente às mudanças na velocidade de dissolução que cada polimorfo apresenta. Além disso, é importante ressaltar que a conversão polimórfica pode resultar, também, em alterações no processo de desenvolvimento dos medicamentos, dificultando os processos de moenda, micronização, liofilização, compressão, granulação úmida e seca, *spray-drying* e armazenamento. Há, ainda, a possibilidade de troca de polimorfo durante o processo de produção do medicamento, principalmente nas etapas críticas, quando se faz necessário o controle de qualidade e estabilidade do produto em processamento, durante os estudos de pré-formulação.[25]

Um exemplo de inefetividade causada por polimorfismo do fármaco é o caso do mebendazol, que apresenta três formas cristalinas distintas, com diferenças significativas de solubilidade e eficácia, sendo apenas uma delas a ideal para a comercialização.[26] Em um estudo realizado na África, com mais de 900 crianças, o polimorfo A teve o mesmo efeito que o placebo[27] e, por muitas vezes, a reinfestação por vermes era tida por médicos e autoridades como uma consequência das condições sanitárias do país e, portanto, não foi considerada, inicialmente, a possibilidade de que algo de errado ocorria com o medicamento.

A inefetividade terapêutica da bupivacaína pesada em raquianestesia é frequentemente relatada em hospitais. Espera-se, segundo a literatura,[28-30] falha da resposta terapêutica em 4 a 17% dos pacientes, que podem não responder à tentativa de bloqueio. Esse é um caso clássico no qual muitos são os fatores que influenciam a efetividade do medicamento, como os relacionados à técnica de administração do medicamento (posição da agulha, orientação do bisel, calibre da agulha, posição do paciente, grau de relaxamento muscular, velocidade de infusão), os relacionados ao paciente (altura, idade, pH urinário), os relacionados à prescrição (dose, interações medicamentosas com indutores enzimáticos, uso de epinefrina) e os relacionados aos processos (condições em que foi armazenado, erros de medicação).

A bupivacaína é um fármaco formado por mistura racêmica,[31,32] que é caracterizada por mistura de dois enantiômeros.[33] Outros fármacos são enantiomericamente puros, constantes de apenas um dos isômeros, de orientação dextrógira (R) ou levógira (S). Enantiômeros apresentam a maioria de suas propriedades físicas idênticas e, quimicamente, demonstram comportamentos diferentes somente em ambientes quirais. Essa característica é de extrema importância biológica, uma vez que a maioria dos receptores endógenos de fármacos, como proteínas de membranas e enzimas, também são compostos quirais.[33,34]

A tragédia ocorrida com a talidomida, em razão de um de seus enantiômeros apresentar efeitos teratogênicos, estimulou estudos sobre a influência do arranjo espacial dos átomos nas moléculas na interação com macromoléculas biológicas e o quanto isso influenciava os processos bioquímicos, fisiológicos e farmacológicos. Essas interações altamente específicas do fármaco receptor podem levar, também, a diferenças farmacocinéticas. Da mesma forma, a absorção, distribuição, eliminação e, principalmente, o metabolismo de estereoisômeros podem ser altamente específicos, pois, em muitos casos, são realizados por proteínas com alto grau de discriminação estereosseletiva.[33,34]

Segundo Orlando et al.,[33] nenhum fármaco quiral está tão extensivamente estudado a ponto de se prever tudo sobre as diferenças farmacodinâmicas, farmacocinéticas e toxicológicas que seus enantiômeros apresentarão. Portanto, estudos completos envolvendo a avaliação da eficácia, de efeitos tóxicos e a influência de diversos parâmetros, como estados patológicos, idade e fatores genéticos, devem ser muito bem avaliados antes da decisão final sobre a produção ou não do enantiômero puro, além do controle de qualidade na produção e comercialização de fármacos enantioméricos racêmicos ou seus enantiômeros puros.

Pelo exposto, entender e controlar as características químicas dos princípios ativos, tanto na forma de matéria-prima, quanto no produto acabado, é um importante aspecto no desenvolvimento de medicamentos seguros e eficazes.

Fazem-se necessários estudos de estabilidade e eficácia das diferentes formas que os fármacos possam apresentar, testes estes que devem ser contemplados durante a produção da matéria-prima, no desenvolvimento dos medicamentos, e nos estudos de equivalência farmacêutica com os medicamentos de referência (para medicamentos genéricos e similares). Isso irá assegurar reprodutibilidade na qualidade do produto farmacêutico, além de uma equivalência entre cada lote de produção utilizado para determinar a bioequivalência dos medicamentos genéricos e similares.[35] Além disso, deve ser contemplado o controle da qualidade desses medicamentos na fase pós-registro, durante a comercialização do produto, já que foram demonstradas por vários autores mudanças de forma dos fármacos durante o processo de produção e armazenamento, pois, geralmente, os fármacos tendem a buscar sua forma mais estável, a qual nem sempre é a mais ativa e segura.[27,36,37]

Adicionalmente, no mercado de insumos farmacêuticos, existem matérias-primas de diferentes procedências, provenientes de diferentes processos de purificação. Um trabalho demonstrou diferenças exorbitantes quando avaliou a pureza de duas matérias-primas de origens distintas contendo papaína: em um dos fabricantes, apenas 12% da composição da matéria-prima correspondia à proteína, o que, provavelmente, está relacionado ao teor de papaína, enquanto a outra matéria-prima, papaína, continha 84% de proteína.[38]

Em 2011, o Brasil firmou um acordo de colaboração com a China para melhorar a fiscalização da qualidade dos insumos farmacêuticos importados daquele país, os quais, atualmente, perfazem 80%. Proporcionalmente, o maior número de notificações sobre problemas com esses insumos, feitas pelos fabricantes de medicamentos à Anvisa, são a respeito dos produtos oriundos da China. Entre esses insumos, 87% são princípios ativos de medicamentos.[39,40]

Antigamente, não era comum considerar a formulação como fator que afetasse a efetividade do medicamento, considerando-se apenas a atividade intrínseca do fármaco. O avanço dos estudos de tecnologia farmacêutica trouxe evidências que demonstraram que os componentes da formulação e as técnicas de fabricação também influenciam a efetividade do produto.[41,42] Entretanto, apenas a elaboração de um produto tecnicamente perfeito não é suficiente para garantir a efetividade de um medicamento. É necessário que a forma farmacêutica empregada seja capaz de liberar o fármaco na quantidade e velocidade adequadas, de modo a garantir a efetividade do tratamento e a segurança do paciente, ou seja, a qualidade de um medicamento vai além dos aspectos técnicos considerados essenciais (identidade, pureza, potência, entre outros).[43]

No caso da via intravenosa, por definição, toda dose do fármaco que é administrada diretamente na corrente sanguínea está disponível para interagir com os receptores do organismo e desencadear o efeito farmacológico. Entretanto, no caso de pós-liofilizados para administração intravenosa, para obter o efeito, o fármaco precisa ser liberado da forma farmacêutica por meio de sua dissolução (fase biofarmacotécnica), pois, somente assim, estará livre para ser absorvido e distribuído para os receptores do organismo.[43] O desenvolvimento da formulação adequada, portanto, é muito importante para que se obtenha sucesso no tratamento medicamentoso.

Variações nos graus de desintegração, dissolução e liberação do princípio ativo podem ocorrer entre formas farmacêuticas oriundas de indústrias diferentes e entre lotes de um mesmo fabricante, o que também pode afetar a biodisponibilidade dos medicamentos.[10]

Desenvolvimento de novos medicamentos, de medicamentos similares e genéricos e alterações de suas formulações devem considerar a solubilidade do fármaco, que pode afetar a absorção e a distribuição no organismo, bem como as características físico-químicas que influenciam a ligação a receptores celulares, condicionando a ação farmacológica.[10]

Por fim, para que o medicamento mantenha suas propriedades terapêuticas, devem ser realizados os estudos de estabilidade de curta e longa durações, para que sejam considerados e controlados os fatores que podem afetar tais propriedades: os extrínsecos (relacionados ao ambiente), já abordados anteriormente, e os intrínsecos (relacionados à tecnologia de fabricação), como incompatibilidade entre fármacos, veículos e excipientes, pH, material de acondicionamento.

CONSIDERAÇÕES FINAIS

A farmacovigilância representa uma interface importante entre a prática clínica e a regulação sanitária do mercado de medicamentos, que contribui para a melhoria da qualidade desses produtos e para seu uso racional.[2]

A monitoração cuidadosa da segurança dos medicamentos não está limitada aos novos medicamentos ou aos avanços terapêuticos significativos. Ela tem papel importante a desempenhar na introdução de medicamentos genéricos e similares e na revisão do perfil de segurança de medicamentos mais antigos já disponíveis no mercado farmacêutico. Em um país em desenvolvimento, essas últimas considerações são, provavelmente, as mais importantes.[2]

Além do monitoramento da eficácia, segurança e qualidade para o registro de medicamentos, faz-se necessária a avaliação no pós-registro desses produtos, por meio de estudos de estabilidade de longa duração e das notificações do sistema de farmacovigilância, a fim de assegurar a reprodutibilidade da qualidade, segurança e eficácia comprovadas nos estudos *in vivo* de bioequivalência ou biodisponibilidade relativa. Esse processo pode ser melhorado se houver um sistema organizado e interativo entre as indústrias farmoquímicas, indústrias de medicamentos, agência reguladora do mercado farmacêutico, universidades, centros de pesquisa e profissionais de saúde, principalmente os que atuam em farmacovigilância, para que sejam utilizadas novas formas de detecção e prevenção de casos de inefetividade terapêutica, pois, no final da cadeia do medicamento, estão milhões de pessoas à espera de efetividade nos seus tratamentos de saúde.[35]

Referências Bibliográficas

1. Organização Mundial da Saúde. A importância da farmacovigilância. Monitorização da segurança dos medicamentos. Brasília: Opas/OMS; 2005. 48p.
2. Ivama AM, Souza NRA. Importância da farmacovigilância: monitorização da segurança dos medicamentos. Revista Racine. 2005;86:82-8.
3. Organização Mundial da Saúde. Monitorização da segurança de medicamentos: diretrizes para criação e funcionamento de um Centro de Farmacovigilância. Brasília: Opas/OMS; 2005. 28p.
4. Corrêa-Nunes AM. O sistema de farmacovigilância em Portugal (sua criação e desenvolvimento). Caderno de Saúde Pública. 1998;14(4):725-33.
5. Menon SZ, Lima AC, Chorilli M, Franco YO. Reações adversas a medicamentos. Saúde em Revista. 2005;7(16):71-9.
6. Lorenzi MC. Farmacovigilância: conceito moderno de uma antiga necessidade. 1999;3(2) [acesso em 1 jun 2009]. Disponível em: http://www.arquivosdeorl.org.br/conteudo/acervo_port.asp?id=88
7. Council for International Organizations of Medical Sciences (Cioms). Benefit-Risk Balance for Marketed Drugs. Geneva: Report of CIOMS Working Group IV; 1998. 160p.
8. Rumel D, Nishioka SA, Santos AAM. Intercambialidade de medicamentos: abordagem clínica e o ponto de vista do consumidor. Rev Saúde Pública. 2006;40(5):921-7.
9. Capucho HC. Processos investigativos em farmacovigilância (Encarte). Pharmacia Brasileira. 2008;67:1-12.
10. Ferreira MBC, Wannmacher L, Osorio-de-Castro CGS. Fatores capazes de modificar a resposta de fármacos. In: Wannmacher FD, Ferreira L, Fuchs MBC. Farmacologia clínica. Rio de Janeiro: Guanabara Koogan; 2004. p. 63-6.
11. Chowbay B, Zhou S, Lee EJ. An interethnic comparison of polymorphisms of the genes encoding drug-metabolizing enzymes and drug transporters: experience in Singapore. Drug Metab Rev. 2005;37(2):327-78.
12. Metzger IF, Souza-Costa DC, Tanus-Santos JE. Farmacogenética: princípios, aplicações e perspectivas. Medicina (Ribeirão Preto). 2006;39(4):515-21.
13. Alesso L. Falta de efectividad de medicamentos. In: Alesso L. Farmacovigilancia: hacia uma mayor seguridad em el uso de medicamentos. Córdoba: Alejandro Graziani; 2007. p. 199-212.

14. Rang HP, Dale MM, Ritter JM, Moore PK. Farmacologia. 5. ed. Rio de Janeiro: Elsevier; 2003. p. 812-24.
15. Tozer TN, Rowland M. Janela terapêutica. In: Tozer TN, Rowland M. Introdução à farmacocinética e à farmacodinâmica. São Paulo: Artmed; 2009. p. 169-79.
16. Universidade de São Paulo. 29º United State Pharmacopeia. Supplementary Chapter IB. A379. 2006.
17. Luiza VL, Castro CGSO, Nunes JM. Aquisição de medicamentos no setor público: o binômio qualidade – custo. Cad Saúde Pública. 1999;15(4):769-76.
18. Leape LL, Bates DW, Cullen DJ, Cooper J, Demonaco HJ, Gallivan T, et al. Systems analysis of adverse drug events. JAMA. 1995;274 (1):35-43.
19. Hilfiker, R. Polymorphism: in the pharmaceutical industry. WILEY-VCH. Weinheim: Verlag GmbH & Co; 2006. 433p.
20. Haleblian J, McCrone WJ. Pharmaceutical applications of polymorphism. J Pharm Sci. 1968;58(8):911-29.
21. Yazawa H, Momonaga M. Reaction crystallization with additive agents. Pharm Manuf Int. 1994;107-10.
22. Aguiar MRMP, Gemal AL, GIL RASS. Caracterização de polimorfismo em fármacos por ressonância magnética nuclear no estado sólido. Química Nova. 1999; 22(4).
23. Brittain HG. Polymorphism in pharmaceutical solids. New York: Marcel Dekker; 1999. 427p.
24. Bernstein J. Polymorphism in molecular crystals. 2. ed. New York: Oxford Charendon Press; 2002. 424p.
25. FDA. Food and Drug Administration. Guidance for Industry. ANDAs: Pharmaceutical Solid Polymorphism Chemistry, Manufacturing, and Controls Information. Draft Guidance. Center for Drug Evaluation and Research (CDER). 2004.
26. Evans AC, Finscham JE, Dhamsay MA, Liebenberg. Anthelmintic efficacy of mebendazole depends on molecular polymorph. South African Medical Journal. 1999;89:1118.
27. Charoenlarp P, Waikagul J, Muennoo C, Srinophakun S, Kitayaporn D. Efficacy of single-dose mebendazole, polymorphic forms A and C in the treatment of hookworm and Trichuris infections. Asian J Trop Med. Public Health. 1993;24(4):712-6.
28. Imbelloni LE, Vieira EM, Beato L, Zapatta C. Raquianestesia com Bupivacaína a 0,5% Isobárica para cirurgia pediátrica ambulatorial em pacientes com idades de 6 a 12 anos: estudo prospectivo. Rev Bras Anestesiol. 2002;52(4):402-9.
29. Kavlock R, Ting PH. Local anesthetic resistance in a pregnant patient with lumbosacral plexopathy. BMC Anesthesiology. 2004;4(1) [acesso em 1 jun 2009]. Disponível em: http://www.biomedcentral.com/1471-2253/4/1

30. Visser L. Epidural Anaesthesia. Update in anaesthesia. 2001;13(11):1-4 [acesso em 1 jun 2011]. Disponível em: http://www.nda.ox.ac.uk/wfsa/html/u13/u1311_01.htm#indi
31. Csoregh H. Structures and absolute configurations of enantiomers of two local anaesthetics. Acta Cryst. 1992;C48:1794-8.
32. Slot HJB, Kerkkamp HEM. Structures of the local anaesthetics ropivacaine and bupivacaine: structure. Determination and molecular-modelling study. Acta Cryst B. 1990;46:824-50.
33. Orlando RM, et al. Importância farmacêutica de fármacos quirais/Revista Eletrônica de Farmácia. 2007;IV(1):8-14.
34. Bermudez JAZ, Barragat P. Medicamentos quirais: da dimensão química à discussão política. Cad Saúde Públ. 1996;12(1):47-51.
35. Capucho HC, Mastroianni PC, Cuffini S. Farmacovigilância no Brasil: a relação entre polimorfismo de fármacos, segurança e eficácia de medicamentos. Revista de Ciências Farmacêuticas Básica e Aplicada. 2008;29(3):277-83.
36. Chemburkar SR, et al. Dealing with the impact of ritonavir polymorphs on the late stages of bulk drug process development. Organic Process Research & Development. 2000;4:413-7.
37. Bauer J, et al. Ritonavir: An extraordinary example of conformational polymorphism. Pharmaceutical Research. 2001;18: 859-66.
38. Capucho HC. Desenvolvimento de formulações tópicas contendo papaína para o tratamento de feridas [dissertação de mestrado]. Ribeirão Preto: Faculdade de Ciências Farmacêuticas de Ribeirão Preto da Universidade de São Paulo; 2007.
39. Jornal Primeira Chamada. Brasil fiscalizará produtos chineses. 30 mar 2011. 4(724).
40. Carcute D. Anvisa e China assumem compromisso de fortalecimento da vigilância sanitária [acesso em 18 mar 2011]. Imprensa/Anvisa. Disponível em: http:/www.anvisa.gov.br.
41. Storpirtis S. Dissolução e biodisponibilidade. Parâmetros fundamentais para o desenvolvimento e avaliação de medicamento. Apostila de uso interno. São Paulo: Faculdade de Ciências Farmacêuticas da Universidade de São Paulo (USP); 1990.
42. Storpirtis S. Biofarmacotécnica. Fundamentos de biodisponibilidade, bioequivalência, dissolução e intercambialidade de medicamentos genéricos. Apostila de uso interno da oficina de Biofarmacotécnica. XI Congresso Paulista de Farmacêuticos e III Seminário Internacional de Farmacêuticos. São Paulo; 1990.
43. Guimarães MCL, Uebara E, Pereira RM, Garrafa V. Registro do medicamento similar e suas implicações na saúde pública. In: Garrafa V, Mello DR, Porto D. Bioética e vigilância sanitária. Brasília (DF): Anvisa; 2007. p. 35-49.

7

Queixas técnicas sobre medicamentos

Felipe Dias Carvalho

Marizete Balen

Catherine Stragliotto Isoppo

Introdução

A farmacovigilância – definida pela OMS como ciência e atividades relativas à identificação, avaliação, compreensão e prevenção de efeitos adversos ou qualquer outro problema relacionado a medicamentos, após a inserção desses produtos no mercado – tem como principal objetivo a promoção da segurança dos pacientes que fazem uso de farmacoterapia.[1]

Garantir a qualidade dos medicamentos utilizados nos estabelecimentos de saúde é a melhor forma de prevenir que os referidos efeitos adversos e outros problemas relacionados a medicamentos ocorram, uma vez que aqueles que apresentam afastamentos/desvios dos parâmetros de qualidade exigidos para sua comercialização e/ou registro no órgão sanitário competente não servem à finalidade para a qual foram adquiridos, e sua utilização pode trazer danos à saúde do usuário.

A ocorrência de afastamentos ou desvios dos parâmetros de qualidade de medicamentos exigidos para sua comercialização ou registro caracteriza a chamada queixa técnica sobre medicamentos, que, caso não seja detectada antes da administração do medicamento ao paciente, pode gerar um evento indesejado como reações adversas a medicamentos (RAM), inefetividade terapêutica ou erros de medicação.[2,3]

As queixas técnicas sobre medicamentos podem surgir da detecção ou suspeita de falta de registro no órgão competente, de falsificação ou de desvio de qualidade do medicamento. São exemplos: falta de rótulo; conteúdo com quantidade de medicamento inferior àquela informada no rótulo e/ou nota fiscal; falta de informações no rótulo, como dosagem, prazo de validade, lote, forma farmacêutica; presença de corpo estranho; dificuldade para reconstituição de medicamentos liofilizados; dificuldade de ressuspensão e homogeneização; alterações de coloração, viscosidade e odor; conteúdo diferente da substância informada no rótulo e/ou nota fiscal; rachaduras em frascos plásticos e de vidro; rompimento de *blisters*; presença de sujidade ou insetos; embalagem primária e/ou secundária deteriorada.

Para fins de priorização das ações de farmacovigilância, as queixas técnicas podem ser classificadas em dois tipos: graves e não graves. As graves podem causar danos diretos à saúde dos pacientes (por exemplo, presença de corpo estranho, medicamento falsificado); as não graves não podem causar danos diretos à saúde dos pacientes (por exemplo, falta de comprimido em um blíster).[3]

A classificação das queixas técnicas em graves e não graves visa a priorizar a investigação e determinar se alguma ação imediata deve ser tomada para evitar a ocorrência de eventos adversos. Tais ações podem ser a suspensão do uso do medicamento, por meio de interdição cautelar, até que seja concluída a investigação ou mesmo a suspensão ou reprovação da marca do medicamento que originou a queixa técnica, a fim de impedir nova aquisição do produto no estabelecimento de saúde.[3]

É importante salientar que nem sempre a ocorrência de queixas técnicas é inerente à qualidade dos medicamentos, mas, sim, à falhas nos processos internos do estabelecimento de saúde relativos ao ciclo do medicamentos como armazenamento, transporte, preparo e utilização dos medicamentos. A ocorrência de falhas em processo internos deve ser apurada pelo setor responsável pelas ações de farmacovigilância. Quando detectadas, o setor deve realizar ações educativas e publicar material informativo a fim de sanar tais falhas e evitar recorrências.[3]

A prevenção e o controle de queixas técnicas e suas complicações são de suma importância para a segurança do paciente em estabelecimentos de saúde. Cabe ao setor responsável pelas ações de farmacovigilância desenvolver e/ou implantar mecanismos efetivos para obtenção de informações, investigação de suspeitas e tomada de ações quando da ocorrência de queixas técnicas. Tais mecanismos estão resumidos a seguir, porém, são descritos com maior rigor no capítulo "Métodos em Farmacovigilância: informação, investigação e ação".

Obtenção de Informações sobre Queixas Técnicas

A obtenção de informações a respeito de queixas técnicas sobre medicamentos pode se dar por meio de buscas ativas realizadas pelo setor responsável pelas ações de farmacovigilância ou por meio de notificações espontâneas feitas pelos diversos profissionais de saúde que atuam no estabelecimento de saúde.

As buscas ativas por queixas técnicas são ações organizadas para verificar proativamente, nos diversos processos do ciclo do medicamento no estabelecimento de saúde, informações relativas a medicamentos com suspeita de falsificação, falta de registro no órgão sanitário competente ou com desvio de qualidade.

As notificações espontâneas de queixas técnicas consitem no relato de qualquer suspeita de falsificação, desvio de qualidade de medicamento ou falta de registro no órgão sanitário competente. São realizadas por profissionais de saúde envolvidos nos processos de diagnóstico, terapia e acompanhamento clínico de pacientes, principalmente médicos, enfermeiros e farmacêuticos atuantes no estabelecimento de saúde, contendo informações pertinentes. Essas notificações devem ser encaminhadas ao setor responsável pelas ações de farmacovigilância, mesmo que todas as informações sobre determinada queixa técnica não estejam disponíveis.

Tanto as buscas ativas como as notificações espontâneas devem ser orientadas por roteiros pré-estruturados, nos quais deve constar uma série de informações importantes a serem levantadas sobre as suspeitas de queixas técnicas, como: nome comercial do medicamento; marca; fornecedor; princípio ativo; forma farmacêutica; dosagem; apresentação; lote; data de fabricação; prazo de validade; data da identificação do problema; descrição o mais detalhada possível da queixa técnica suspeita; setor do estabelecimento de saúde onde a queixa técnica suspeita foi observada; identificação do notificador, que deve ser opcional, mas é importante para se obterem maiores informações sobre a queixa durante o processo investigativo e para que este receba o retorno sobre as ações tomadas e seus desfechos; dados que comprovem a comercialização de medicamentos sem registro ou suspeitos de falsificações, como notas fiscais e embalagens dos produtos.

Caso a queixa técnica tenha sido observada após a administração do medicamento ao paciente, é de extrema importância que o nome, o registro e o local de internação ou atendimento deste sejam levantados, para prevenir e controlar possíveis eventos adversos oriundos da utilização de medicamentos com queixas técnicas.

Investigação de Queixas Técnicas

Quando há suspeita da ocorrência de alguma queixa técnica sobre medicamentos, cabe ao setor responsável pelas ações de farmacovigilância no estabelecimento de saúde averiguar as informações disponíveis, obtidas por meio de notificações espontâneas ou buscas ativas, com o intuito de comprovar se a queixa técnica é proveniente da qualidade do medicamento ou de falhas nos processos internos do estabelecimento de saúde referentes ao ciclo do medicamento.

Além daquelas informações solicitadas na ficha de notificação, o setor responsável pelas ações de farmacovigilância também deverá:

- obter o número de registro do medicamento na Anvisa/MS e o nome e CNPJ do distribuidor, do fabricante e/ou do importador;
- averiguar se o produto foi utilizado segundo as recomendações do fabricante;
- descobrir quais foram as providências tomadas após a identificação da queixa técnica;
- buscar pela amostra que apresentou problema e por amostras íntegras do mesmo lote para fins de comparação.

A partir dessas informações, serão definidas as ações a serem tomadas pelo setor responsável pelas ações de farmacovigilância, a fim de prevenir a recorrência e controlar as queixas técnicas para que elas não resultem em eventos adversos.

Ações para Prevenção e Controle das Queixas Técnicas

Quando queixas técnicas são detectadas e comprovadas, cabe ao setor responsável pelas ações de farmacovigilância no estabelecimento de saúde desencadear ações para prevenir a recorrência e controlar tais queixas técnicas, de modo que elas não resultem em eventos adversos e, consequentemente, causem lesões a algum paciente. São ações eficazes para prevenir e controlar a ocorrência de queixas técnicas:

- recolher medicamentos suspeitos de apresentarem queixas técnicas, colocando-os em quarentena no estabelecimento de saúde até o fim das investigações pelo setor responsável pelas ações de farmacovigilância;
- solicitar análises dos medicamentos suspeitos de apresentarem queixas técnicas em laboratórios do fabricante e/ou da Reblas (Rede Brasileira de Laboratórios Analíticos em Saúde);
- notificar ao fornecedor, fabricante e/ou importador e ao órgão sanitário competente, solicitando ao fornecedor a troca imediata do lote que apresentou problema, caso a queixa técnica seja comprovada ao término das investigações;
- retornar ao notificador sobre as ações tomadas e os desfechos destas;
- realizar ações educativas e divulgação de informes;
- suspender a marca no estabelecimento de saúde para compras futuras;
- criar indicadores referentes à ocorrência, investigação, prevenção e controle de queixas técnicas.

Considerações Finais

A ocorrência de queixas técnicas sobre medicamentos é o problema mais comumente relatado aos serviços de farmacovigilância.[4] Tal problema gera grandes transtornos aos estabelecimentos de saúde, como retrabalhos, custos extras, desabastecimento e danos aos pacientes, principalmente quando estes recebem medicamentos que apresentam queixas técnicas e, em consequência, sofrem um evento adverso.

Dessa forma, prevenir e controlar a ocorrência de queixas técnicas é extremamente importante, sendo necessário, para isso, que informações sobre tal ocorrência estejam disponíveis – sejam elas obtidas por buscas ativas ou por notificações espontâneas.

Criar mecanismos efetivos para prevenir e controlar queixas técnicas e seus desdobramentos é tarefa do setor responsável pelas ações de farmacovigilância no estabelecimento de saúde, que deve, também, criar uma série de indicadores sobre ocorrências, processos investigativos, custos, ações preventivas e de controle de queixas técnicas, que servirão como fontes de dados para ações posteriores e como argumento para demonstrar aos gestores a importância das ações de farmacovigilância, entre elas a prevenção e o controle de queixas técnicas.

Referências Bibliográficas

1. Organização Mundial da Saúde/Organização Panamericana da Saúde. Departamento de Medicamentos Essenciais e Outros Medicamentos. A Importância da Farmacovigilância – Monitorização da segurança dos medicamentos. Brasília: OPAS; 2005.
2. Agência Nacional de Vigilância Sanitária. Glossário de Farmacovigilância. [acesso em 10 dez 2010]. Disponível em: http://portal.anvisa.gov.br/wps/portal/anvisa/posuso/farmacovigilancia?cat=Glossario&cat1=com.ibm.workplace.wcm.api.WCM_Category%2FGlossario%2F16d8ba804061bf0fbf38ffeeaf8048f8%2FPUBLISHED&con=com.ibm.workplace.wcm.api.WCM_Content%2F2ffe5d004061bf49bf3fffeeaf8048f8%2F2ffe5d004061bf49bf3fffeeaf8048f8%2FPUBLISHED&showForm=no&siteArea=Farmacovigilancia&WCM_GLOBAL_CONTEXT=/wps/wcm/connect/anvisa/Anvisa/Pos+Comercializacao+Pos+Uso/Farmacovigilancia/2ffe5d004061bf49bf3fffeeaf8048f8
3. Capucho HC. Farmacovigilância hospitalar: processos investigativos em farmacovigilância. Pharmacia Brasileira; 2008.
4. Bezerra ALQ, Camargo e Silva AEB, Branquinho NCSS, Paranaguá TTB. Análise de queixas técnicas e eventos adversos notificados em um hospital sentinela. Rev Enferm UERJ. 2009;17(4):467-72.

8

ERROS DE MEDICAÇÃO:
PRESCRIÇÃO, DISPENSAÇÃO E ADMINISTRAÇÃO

Silvia Helena De Bortoli Cassiani

Tania Azevedo Anacleto

Ajith Kumar Sankarankutty

Erros de Prescrição

Qualquer intervenção clínica, desde a simples consulta até uma cirurgia complexa, embora realizada com a intenção de ajudar o paciente, tem o potencial para causar danos. A forma mais comum de intervenção direta na saúde das pessoas é por meio do uso de fármacos (inclusive por automedicação), sendo, portanto uma causa comum de dano. Uma parcela desses danos é potencialmente evitável, porque são provocados por erros de prescrição. A Organização Mundial da Saúde já detectou que:

> Médicos recém-formados escolhem um medicamento inadequado ou duvidoso em aproximadamente metade dos casos. Além disso, um terço de suas prescrições médicas estava errada e em dois terços dos casos esses médicos deixaram de fornecer informações importantes aos pacientes. Alguns estudantes podem achar que prescreverão melhor depois de terminar a faculdade de medicina. No entanto, pesquisas mostram que, mesmo adquirindo mais experiência em geral, não melhoram muito no que tange à capacidade de prescrever depois da formatura.[1]

Segundo alguns autores, os erros de medicação em pacientes hospitalizados envolvem principalmente a prescrição (39 a 49%). As outras causas incluem os erros de administração (26 a 38%), transcrição (11 a 12%) ou dispensacão (11 a 14%).[2] A prescrição, na essência, é o resumo do ato médico, seja após a consulta, após as evoluções clínicas diárias nas enfermarias ou mesmo nas prescrições feitas após a realização de cirurgias. É uma forma de registro e comunicação entre o médico, o farmacêutico, a enfermeira e, frequentemente, o próprio paciente.

Tradicionalmente, os médicos são treinados para avaliar o quadro clínico apresentado, elaborar uma hipótese diagnóstica e, ao final, elaborar o plano terapêutico. Infelizmente, a execução dos planos terapêuticos que envolvem fármacos tem recebido pouca atenção. Como exemplo disso, em consultas ambulatoriais raramente se gasta mais que 5% do tempo do atendimento elaborando a prescrição e explicando o plano terapêutico. Essa dificuldade de execução dos planos e projetos não é privilégio da área de saúde. Diversos setores, inclusive empresas privadas, sofrem desse mal.[3] No setor da saúde, isso resulta em grande dificuldade de controlar doenças crônicas como hipertensão arterial sistêmica e *diabetes mellitus*, gerando gastos enormes em virtude dos erros da prescrição (da execução do plano terapêutico).

Os principais tipos de erros de prescrição são enumerados a seguir, com seus respectivos exemplos:[4]

1. *Dose errada*: a dose da quimioterapia é planejada com base no peso anterior do paciente, resultando em uma dose menor. Exemplo: dose da cisplatina substituída pela dose da carboplatina resultando em toxicidade.

2   *Via errada:* a via de administração é utilizada erroneamente. Exemplo: vincristina intravenosa é prescrita para administração intratecal.
3   *Paciente errado:* o medicamento para o paciente A é prescrito no prontuário do paciente B.
4   *Hora errada:* a hora em que o medicamento deve ser administrado ou suspenso é prescrita de forma errada ou omitida completamente.
5   *Frequência errada:* por exemplo, ciclofosfamida é prescrita quatro vezes por dia, em vez de uma vez por dia durante quatro dias.
6   *Medicamento errado:* por exemplo, dexametasona é prescrito em vez de prednisolona, conforme sugerido pelo protocolo da instituição.
7   *Prescrição ambígua ou ilegível:* além de ser incompreensível, a letra ilegível pode dificultar a interpretação. Exemplo, uma medicação prescrita para d1 – 8, pode ser administrada do primeiro ao oitavo dia, quando a intenção era de administrar somente no primeiro e no oitavo dia.
8   *Prescricão de medicamento que sabidamente causa reação alérgica:* prescrição de um medicamento que causou alergia anteriormente.
9   *Interacão medicamentosa:* por exemplo, prescrição simultânea de eritromicina e cisaprida.

Quando se discutem erros e danos, tradicionalmente o foco é no individuo que executa o ato inseguro, e a busca da causa dos erros limita-se à procura das pessoas envolvidas. Atualmente, a visão sistêmica dos eventos, que é amplamente aceita, tem como premissa básica que o ser humano é falível e que erros são esperados, mesmo nas melhores organizações.[5] Os erros são vistos como consequências de fatores sistêmicos. Essas verdadeiras armadilhas são recorrentes nos locais de trabalho e nos processos organizacionais. Nessa visão, as medidas de prevenção levam em conta a premissa inicial de que não podemos mudar a condição humana, mas podemos mudar as condições em que os humanos trabalham. A ideia central é, portanto, desenvolver defesas sistêmicas. Todas as tecnologias potencialmente perigosas (por exemplo, tecnologia nuclear e indústria de aviação) desenvolveram barreiras e medidas de segurança. Quando ocorre um evento adverso, o aspecto importante não é descobrir quem errou, e, sim, verificar por que e como as defesas falharam. Em alguns serviços de saúde, com a sobrecarga de trabalho, por exemplo, como prontos-socorros que precisam atender 10 a 15 pacientes ou mais por hora, o difícil é não ocorrerem mais eventos adversos.

Todos os membros da sociedade devem participar para tornar os serviços de saúde mais seguros, desde pacientes, trabalhadores da saúde, administradores, políticos (principalmente) e a sociedade civil em geral. Educação básica, portanto, torna-se essencial nesse processo.

A respeito da prescrição especificamente, a estratégia da OMS envolve a elaboração de um formulário de medicamentos individualizados (medicamento I e tratamento I). Os medicamentos e tratamentos são individualizados para o prescritor e não para o paciente. Essa estratégia se deve, principalmente, ao grande número de medicamentos disponíveis no mercado, o que torna inviável o conhecimento adequado de todos. A OMS reconhece que a maioria dos médicos usa apenas 40 a 60 medicamentos rotineiramente,[1] portanto, é imprescindível fazer sua própria seleção baseado em critérios de eficácia, efetividade, segurança, aplicabilidade e custo, além de conhecer todos os possíveis efeitos colaterais e interações.

Não há um padrão mundial para prescrições, e cada país tem suas próprias regulamentações. O requisito mais importante é que a prescrição seja legível, clara e indique precisamente o que deve ser fornecido ao paciente.

A seguir, são enumeradas as informações que devem constar em uma prescrição:[1]

1. Nome, endereço do paciente e, nos casos de crianças e idosos, a idade.
2. O nome genérico e a dose da medicação. No Brasil, o uso do nome genérico é obrigatório.
3. A forma farmacêutica e a quantidade total de medicação. É preciso ter muito cuidado com abreviaturas. A associação de letra ilegível e abreviaturas facilitam a ocorrência de erros evitáveis.
4. Informações quanto ao uso da medicação. Isto inclui a quantidade da medicação a ser tomada, com que frequência e todas as instruções e alertas específicos.
5. Data da prescrição. Este dado é muito importante para se ter uma ideia da validade da prescrição, permitindo dispensação adequada pelo farmacêutico. A informação da data da próxima consulta também auxilia muito nesse sentido.
6. Nome e endereço do profissional que passou a prescrição, com número de telefone (se possível). Essa informação geralmente está impressa no formulário e é extremamente útil para a troca de informações entre outros membros da equipe de saúde (farmacêuticos, enfermeiros e outros médicos que cuidam do mesmo paciente).

É importante reconhecer que serviços de saúde envolvem atividades de equipes. Atenção aos pacientes requer cuidados de médicos, farmacêuticos clínicos, enfermeiros, fisioterapeutas, entre outros profissionais que oferecem assistência valiosa e melhoram a qualidade dos cuidados dispensados. A prática de medicina, enfermagem e farmacêutica está se tornando tão complexa que é difícil para os profissionais memorizarem todas as informações necessárias. A prescrição eletrônica, umas das ferramentas auxiliares, é cada vez mais utilizada, com óbvias vantagens, porém, tecnologias novas trazem consigo novos desafios e problemas que precisam ser abordados.[6] Sistemas eletrônicos e computadorizados podem auxiliar, mas primeiro os profissionais de saúde devem aceitar que problemas existem. Isso significa notificar e analisar erros, para então redesenhar os processos que contêm falhas. Deve predominar, nos serviços de saúde, a cultura não punitiva, que conserta as falhas, sem apenas buscar um culpado.[2]

Erros de Dispensação

A farmácia permeia e interliga várias ações relacionadas ao complexo processo de utilização do medicamento dentro do hospital. Falhas na dispensação significam o rompimento de um dos últimos elos na segurança do uso dos medicamentos. Mesmo considerando que grande parte não cause danos aos pacientes, os erros de dispensação demonstram fragilidade no processo de trabalho e indicam, em uma relação direta, riscos maiores de ocorrência de acidentes graves.[7]

As farmácias têm como sua principal função a dispensação dos medicamentos de acordo com a prescrição médica, nas quantidades e especificações solicitadas, de forma segura e no prazo requerido, promovendo o uso seguro e correto de medicamentos.[8] Assim, suas organização e prática devem prevenir que erros de dispensação aconteçam e, por criarem oportunidades de erros de administração, possam atingir os pacientes.

As taxas de erros de dispensação registradas nas publicações internacionais são muito distintas, e essas diferenças estão associadas às variadas metodologias adotadas e aos diferentes sistemas de dispensação utilizados, além das medidas de redução de erros de medicação implementadas nesses países. Dessa forma, são encontradas taxas que variam entre 1 e 12,5% em países da Europa, nos Estados Unidos e no Canadá, sendo as taxas mais baixas registradas naquelas farmácias com sistemas seguros de distribuição de medicamentos e processos de trabalho eficientes.[9-11]

As comparações entre as taxas de erros de administração e os sistemas de dispensação de medicamentos registradas em estudos realizados entre 1967 e 2005, em diversos países da Europa, mostram que os erros de administração aumentam conforme o sistema de dispensação adotado no hospital. Esses erros são maiores quando o sistema é coletivo ou individualizado e diminuem gradativamente na dose unitária manual e na dose unitária informatizada e automatizada.[11] Portanto, a implantação de sistemas seguros, organizados e eficazes é fundamental para minimizar a ocorrência de erros de medicação nas instituições de saúde.

No Brasil, a pesquisa sobre os erros de dispensação vem crescendo nos últimos cinco anos, entretanto, ainda são poucas as publicações. Em um estudo pioneiro realizado em uma farmácia hospitalar de Belo Horizonte, em 2003, registrou-se uma taxa de 34%.[8] Em um hospital de Salvador, em pesquisa realizada em 2004, 20% dos medicamentos foram dispensados com erro, e após a conferência realizada por um farmacêutico registrou-se uma redução de 31% nos erros.[12] Em 2005, a pesquisa de erros de dispensação realizada em um hospital pediátrico do Espírito Santo detectou 11,5%.[13]

Definições e Classificação

Muitas definições e classificações de erros de dispensação têm sido utilizadas. Entretanto, muitas se referem a uma falha ou desvio do atendimento da prescrição, considerando sempre que esta é correta, mas sem definir o que é uma prescrição correta.

O erro de dispensação pode ser definido como um desvio na interpretação da prescrição escrita ou da ordem médica, incluindo modificações escritas feitas na prescrição por um farmacêutico após contato com o prescritor. Falhas dos profissionais, nas normas e procedimentos da farmácia, que afetam o processo de dispensação também são considerados erros. Podem ser classificados em erros de conteúdo, erros de rotulagem e erros de documentação.[9,14,15]

Erros de Conteúdo

São aqueles referentes ao conteúdo da dispensação, ou seja, relacionados aos medicamentos que estão prescritos e serão dispensados.

Medicamento errado

- Medicamento dispensado errado: prescrito um medicamento e dispensado outro, o que pode estar associado a medicamentos com nome ou pronúncia similares, podendo provocar a troca no momento da dispensação.
- Medicamento não prescrito e dispensado: a prescrição médica não contém aquele item e algum medicamento é dispensado.

Medicamento dispensado com a concentração errada

O medicamento é dispensado em concentração diferente (maior ou menor) daquela prescrita.

Medicamento dispensado com a forma farmacêutica errada

A prescrição solicita o medicamento com uma determinada forma farmacêutica, e a farmácia dispensa outra, podendo induzir erros de administração como exemplificado neste relato de uma profissional de enfermagem: "(...) era uma medicação endovenosa que veio da farmácia, era para ser feita via oral, mas como veio em ampolas, eu fiz por via endovenosa (...)".[16]

Dose excessiva

O medicamento é dispensado em maior quantidade que aquela prescrita, ou seja, uma ou mais doses (unidades) são dispensadas além da quantidade solicitada na prescrição.

Omissão de dose

O medicamento é prescrito, mas nenhuma dose (unidade) é dispensada ou o número de doses dispensadas é menor que o prescrito.

Medicamento dispensado com desvio de qualidade

Consideram-se desvios de qualidade os problemas detectados a partir de observação visual (comprimidos manchados, com fissuras ou desintegrados, suspensões com problemas de homogeneidade, soluções com presença de partículas), medicamentos armazenados fora da temperatura adequada, com danos na embalagem que comprometam a qualidade e aqueles dispensados com prazo de validade vencido

Medicamentos prescritos sem horário, quantidade, concentração ou forma farmacêutica e dispensados

Neste tipo de erro a prescrição não contém as informações de que a farmácia necessita para identificar o medicamento e dispensá-lo corretamente, sendo a prescrição deduzida e o medicamento dispensado.

Erros de Rotulagem

São os erros relacionados aos rótulos dos medicamentos dispensados que podem gerar dúvidas no momento da dispensação e/ou administração, erros de grafia nos rótulos e tamanho de letras que impedem a leitura, a identificação ou podem levar ao uso incorreto do medicamento. São considerados os rótulos do próprio produto, as etiquetas impressas na farmácia e utilizadas na identificação dos medicamentos, das misturas intravenosas e da nutrição parenteral preparadas na farmácia.

Podem ser classificados em:

- nome do paciente errado;
- nome do medicamento errado;
- concentração errada do medicamento;
- forma farmacêutica errada;
- quantidade errada;
- data errada;
- orientações erradas relacionadas ao uso ou armazenamento.

Erros de Documentação

São os erros relacionados à documentação de registro do processo de dispensação, como, por exemplo, a ausência ou registro incorreto da dispensação de medicamentos controlados, falta de data na prescrição, falta de assinatura do prescritor ou do dispensador, dentre outros.

FATORES ASSOCIADOS AOS ERROS DE DISPENSAÇÃO

São muitos os fatores hoje conhecidos como determinantes da ocorrência dos erros de dispensação. O diagnóstico e conhecimento sobre eles permitem a elaboração de procedimentos operacionais para o desenvolvimento de práticas seguras de dispensação.[7] A causa mais comum desses erros está relacionada aos sistemas de dispensação de medicamentos, entretanto muitas são as razões e os fatores que possibilitam sua ocorrência. Segundo Cohen,[4] eles se resumem a falhas de comunicação, problemas relacionados à rotulagem e embalagem dos medicamentos, sobrecarga de trabalho e estrutura da área de trabalho, distrações e interrupções, uso de fontes de informação incorretas e desatualizadas e falta de conhecimento e educação do paciente sobre os medicamentos que utiliza.

Prevenção de Erros de Dispensação

Os sistemas seguros baseiam-se na introdução de diferentes tipos de medidas direcionadas não só a prevenir os erros, mas também a torná-los visíveis, detectando-os e interceptando-os antes que atinjam os pacientes.[17]

Procedimentos operacionais de armazenamento e dispensação de medicamentos foram desenvolvidos visando à prevenção de erros nas farmácias hospitalares e são considerados fundamentais para promoção de uma dispensação segura:[10,18]

- Armazenar em local seguro e diferenciado os medicamentos potencialmente perigosos, que podem causar erros desastrosos, utilizando identificação e sinais de alerta.
- Desenvolver e implantar procedimentos meticulosos para armazenamento dos medicamentos.
- Reduzir distrações, projetar ambientes seguros para dispensação e manter um fluxo ótimo de trabalho.
- Usar lembretes para prevenir trocas de medicamentos com nome e pronúncia similares, tais como rótulos diferenciados, notas no computador ou no local da dispensação.
- Manter a prescrição e a medicação dispensada juntas durante todo o processo de dispensação.
- Comparar o conteúdo da dispensação com as informações da prescrição.
- Comparar o conteúdo da dispensação com a informação do rótulo e a prescrição.
- Realizar a conferência final da prescrição com o resultado da dispensação. Sempre que possível, utilizar a automação ou código de barras, por exemplo.
- Proibir a dispensação por meio de ordens verbais e sem prescrição ou restringi-las apenas quando ocorrerem situações de emergência.
- Aconselhar o paciente.

Para promover a busca e a implantação de práticas efetivas direcionadas à melhoria da segurança na dispensação de medicamentos nos hospitais é fundamental que a farmácia tenha seu foco direcionado ao paciente e que o objetivo prioritário seja a assistência de qualidade ao paciente, utilizando como ferramentas processos de trabalho organizados, eficientes e seguros com participação ativa dos farmacêuticos em todas as etapas de utilização dos medicamentos.

Erros na Administração

O enfermeiro é peça fundamental e tem papel importante na prevenção dos erros de medicamentos. Morath[19] enfatiza que, ao detectar precocemente os eventos adversos e eventuais erros no processo de administração do medicamento, o profissional estará contribuindo essencialmente para a prevenção e redução dos erros.

E é exatamente esse trabalho que a equipe de enfermagem realiza no seu cotidiano da prática profissional. Embora sejam os auxiliares e técnicos os responsáveis pela administração dos medicamentos, o enfermeiro, ao supervisioná-los, serve como elemento facilitador ao sanar dúvidas de todos da equipe e de pacientes e ser o elo entre a equipe médica e os pacientes.

Entretanto, há dificuldades nesse processo. Telles Filho e Cassiani,[20] em 2001, enfocaram a relação entre escassez de conhecimento e erros na administração de medicamentos e o descompasso entre o processo da administração de medicamentos e o conhecimento apresentado pelos profissionais. Constataram dificuldades diante dos medicamentos lançados no mercado, às técnicas de administração de medicamentos mais atuais e ao escasso conhecimento em farmacologia, anatomia e fisiologia.

A falta de conhecimentos relacionada aos medicamentos, por parte da equipe de enfermagem, pode contribuir para os erros de administração. O conhecimento inadequado pode ser devido a uma falha por parte do indivíduo, como também uma falha do sistema, tanto educacional quanto de liderança da instituição ao não preparar a equipe para esse papel.[21]

Santana,[22] em estudo conduzido em 2006, analisou o conhecimento de enfermeiros sobre medicamentos específicos utilizados nas unidades de clínica médica e terapia intensiva de hospitais-escola da região Centro-oeste do país, bem como relacionou índices de acerto e erro nas questões apresentadas sobre os medicamentos com base em variáveis como: tempo de atuação na enfermagem; capacitação profissional; formação obtida na graduação; formação obtida na disciplina de farmacologia; e conhecimentos específicos sobre medicamentos.

Evidenciou que a adequação do ensino de farmacologia nos cursos de graduação às necessidades dos profissionais pode aumentar a confiança no desempenho da administração dos medicamentos e na educação ao paciente, diminuindo, assim, a ansiedade relacionada a essa função. Concluiu o estudo demonstrando que os enfermeiros quando questionados sobre o conhecimento de medicamentos específicos utilizados nas clínicas médicas e de UTI dos hospitais da região Centro-oeste do país, de um total de 53 enfermeiros, 31, ou seja, 55,8% da amostra acertaram mais de 50% das questões do questionário. Entretanto, cerca de 45% dos enfermeiros acertaram menos que esse valor. Notou-se, ainda, que enfermeiros com cursos de pós-graduação *lato sensu* tiveram um índice maior de acertos, bem como os que fizeram curso de capacitação em farmacologia após terem concluído o curso de graduação.

A literatura reporta vários estudos nacionais e internacionais, indicando que a preparação dos enfermeiros durante a graduação é insatisfatória e há uma forte indicação da necessidade de iniciativa educacional a mais nessa área.[21] Page e McKinney[21] afirmam que é fácil presumir que um aumento no foco e na carga horária de farmacologia no currículo de enfermagem ajudaria a diminuir o número de erros de medicação, contudo não há evidências que apoiem essa visão.

Entretanto, é razoável propor que a educação de enfermagem tem potencial para uma contribuição substancial à segurança no uso de medicamentos. Somente isso, segundo esses autores, já sugeriria uma responsabilidade na revisão do conteúdo dos currículos e a criação de iniciativas educacionais, em colaboração com colegas clínicos, em um esforço por aumentar a qualidade do processo de administração de medicamentos.

O trabalho em equipe com farmacêuticos, o suporte da informática e o acesso às fontes de conhecimento podem auxiliar o trabalho da equipe de enfermagem.

Além disso, muitas são as condições para que os erros aconteçam. E na sua ocorrência, infelizmente, a abordagem comum nas instituições e os esforços tradicionais na redução dos erros na medicação enfocam apenas os indivíduos e, assim, não são raras as práticas de punição, suspensão e demissão entre os envolvidos. A "culpa" recai sobre o indivíduo que cometeu ou que não percebeu um erro já iniciado. Frases como "ele devia saber" ou "ele deveria ter visto" não são incomuns na ocorrência de erros reais.

A "falta de atenção" é frequentemente citada como uma das causas dos erros, perpetuando a ideia de que o indivíduo, e não o sistema, é responsável pelo erro. Especialistas e investigadores que há muito vêm se dedicando ao estudo dessa temática – erros de medicação e eventos adversos dos medicamentos – são unânimes, e não há mais dúvidas em rejeitar as abordagens que enfocam os indivíduos puramente como causadores desses problemas. Tais especialistas notificam que mudanças no sistema são a estratégia mais efetiva para reduzir a probabilidade de acidentes.

Entretanto, qual a real dimensão dos erros relacionados à administração de medicamentos? Em estudo realizado em 2006, denominado "Identificação e análise dos erros de medicação em seis hospitais brasileiros", foi analisada uma amostra de 6.169 doses de medicamentos administrados aos pacientes internados em unidades de clínica médica de seis hospitais brasileiros. Os resultados do estudo evidenciaram os seguintes aspectos:[23]

1. 1,7% dos medicamentos administrados foram diferentes dos medicamentos prescritos, ou seja, de cada 1.000 medicamentos administrados nas unidades de clínica médica investigadas, 17 estavam diferentes da prescrição médica.
2. 3,3% das doses administradas em miligramas e 8,1% das doses prescritas em outras formas farmacológicas foram diferentes das indicadas. Se somadas, 4,8% das doses administradas diferem das prescritas.
3. 1,5% dos medicamentos foram administrados em vias diferentes das prescritas.

4. 0,3% dos pacientes receberam medicamentos não autorizados ou não prescritos.
5. Cerca de 2,2% dos medicamentos foram administrados uma hora antes do previsto, e 7,4% mais de uma hora depois do prescrito.

O que pode ser feito para preveni-los ou minimizar sua ocorrência em termos institucionais e da enfermagem?

Em termos organizacionais, pode-se pensar na instituição de saúde como uma instituição altamente confiável, ou seja, preocupada com suas falhas, inclinada a questionar interpretações convenientes ou convencionais dos erros, sensível às operações, comprometida com a resiliência e com o autoexame e responsiva ao conhecimento daqueles próximos à ação independente de sua posição organizacional.[24]

Quanto à enfermagem, não há novidade em dizer de sua preocupação com a segurança do paciente. Florence Nightingale já dizia que o primeiro princípio de um hospital deve ser o de curar, e não o de causar danos. Entretanto, outros aspectos devem ser ressaltados, como o de sempre olhar os sistemas, processos e equipamentos com o paciente no centro da atenção da equipe e sempre questionar "Como esse processo afetará e engajará o nosso paciente?".

Esse questionamento pode parecer simples, mas se realizado com frequência e escutado o paciente, pode modificar práticas estabelecidas, e trazer novas com embasamento científico e, assim, melhorar e garantir mais segurança do paciente no trabalho da equipe da enfermagem.

Referências Bibliográficas

1. Organização Mundia da Saúde. Guia para a boa prescricão médica. Porto Alegre: Artmed; 1998.
2. Benjamin DM. Reducing medication errors and increasing patient safety: case studies in clinical pharmacology. 2003. p. 768-83.
3. Hrebiniak LG. Making strategy work: leading effective execution and change. Wharton School Publishing; 2005.
4. Jonathan A, Jane C, Judith C, Matthew P, Suzette W. Medication Errors: Causes, Prevention and Reduction. 2002. p. 255-65.
5. Reason J. Human error: models and management. BMJ. 2000;320:768-70.
6. Astrand B, Montelius E, Petersson G, Ekedahl A. Assessment of prescription quality: an observational study at three mail-order pharmacies. 2009. p. 8.
7. Anacleto TA, Perini E, Rosa MB. Medication errors and drug-dispensing systems in a hospital pharmacy. Clinics 2005;60(4):325-32.
8. Anacleto TA, Perini E, Rosa MB, César CC. Drug-dispensing errors in the hospital pharmacy. Clinics. 2006.

9. Beso A, Franklin BD, Barber N. The frequency and potencial causes of dispensing errors in a hospital pharmacy. Pharm Word Sci. 2005;27:182-90.
10. Cohen MR. Medication errors. 2. ed. Washington: American Pharmaceutical Association; 2007.
11. Europe Expert Group on Safe Medication Practices. Creation of a better medication safety culture in Europe: building up safe medication practices report. Madrid: Expert Group on Safe Medication Practices; 2007.
12. Oliveira MGG. Erros de dispensação de medicamentos em uma farmácia hospitalar [monografia de especialização em assistência farmacêutica]. Universidade Federal da Bahia: Salvador; 2004.
13. Costa LA, Valli C, Alvarenga AP. Medication dispensing errors at a public pediatric hospital, Rev Latino-am Enfermagem. 2008;16(5):812-7.
14. Barker KN, Allan EL Research on drug-use-system errors. Am J Health Syst Pharm. 1995;52(4):400-3.
15. Institute for Safe Medication Practices. Medication Safety Self-Assessment [acesso em 30 ago 2008]. Disponível em: http://www.ismp.org
16. Carvalho VT, Cassiani SHB. Erros mais comuns e fatores de risco na administração de medicamentos em unidades de saúde básicas. Rev Latino-am Enf. 1999;7(5):65-75.
17. Otero López MJ. Nuevas inciativas para mejorar la seguridad de la utilización de los medicamentos en los hospitales. Rev Esp Salud Pública. 2004;78:323-39.
18. Aspden P, Wolcott J, Bootman JL, Cronenwett LR, Committee on Identifying and Preventing Medication Errors. Preventing medication errors. Quality Chasm Series (Hardcover). Washington: National Academies Press; 2007.
19. Morath JM. Patient safety: a view from the top. Pediatr Clin North Am. 2006;53(6):1053-65
20. Telles Filho PCP, Cassiani SHB. Medication administration: acquisition of knowledge and abilities required for a group of nurses. Rev Latino-am Enfermagem. 2004;12(3):533-40.
21. Page K, McKinney AA. Addressing medication errors – the role of undergraduate nurse education. Nurse Educ Today. 2007;27(3):219-24.
22. Santana ARICMB, Cassiani SHB, Opitz SP, Aguiar RV, Reis Diniz P. Conocimiento de enfermeros de clínicas médicas y de unidad de terapia intensiva de hospitales escuela sobre medicamentos específicos. In: IX Conferencia Iberoamericana Educación en Enfermería I Encuentro Latino-américa – Europa, 2007, Toledo. Resúmenes. Madrid: Difusion Avances de Enfermería, 2007. p. 238.
23. Miasso AI, Grou CR, Cassiani SHB, Silva AEBC, Fakih FT. Erros de medicação: tipos, fatores causais e providências tomadas em quatro hospitais brasileiros. Rev Esc Enferm USP. 2006;40(4):524-32.

24. Henriksen K, Dayton E, Keyes MA, Carayon P, Hughes R. Understanding adverse events: a human factors framework. In: Patient safety and quality: an evidence-based handbook for nurses. Agency for Healthcare Research and Quality, Rockville, MD [acesso em 1 jun 2009]. Disponível em: http://www.ahrq.gov/qual/nurseshdbk

9

Interações medicamentosas e interações medicamentos--alimentos

Marcelo Polacow Bisson

Adryella de Paula Ferreira Luz

Introdução

Normalmente, uma prescrição médica envolve diversos medicamentos, principalmente em pacientes graves. Nesses casos, não raramente, os pacientes costumam apresentar insuficiência renal e/ou hepática, que favorecem o desencadeamento de inúmeras interações entre os medicamentos, alterando o efeito farmacológico e aumentando a eficácia terapêutica ou provocando reações adversas e nocivas.[4,8,16,22,24]

A prescrição de medicamentos é a atividade terapêutica mais comum na atenção primária de saúde. Os médicos devem estar atentos às reações adversas a medicamentos (RAMs), que comumente são subnotificadas, resultando em insatisfação com o atendimento e diminuição da qualidade de vida, além de aumento das visitas dos pacientes em unidades de emergência. A consciência em relação às RAMs está começando a aumentar devido às consequências médicas e econômicas, especialmente quando se avaliam as RAMs que poderiam ser evitadas diante do seu total. Uma revisão de 15 estudos no mundo todo encontrou uma média de admissão de pacientes em hospitais por problemas relacionados a medicamentos de 7%. Entre os idosos, essa estatística chega a 30%. Em pacientes internados, a frequência de RAMs tem sido estimada entre 7 e 20%. Em pacientes ambulatoriais, faltam dados confiáveis para medir a incidência de RAMs. Dessas RAMs, grande parte refere-se a interações medicamentosas (IMs), e um terço delas poderia ser prevenido utilizando-se sistemas informatizados e bases de dados farmacológicas digitais.[1,3,6,8,12-15,27,28]

As IMs podem ser consideradas uma subdivisão das RAMs, e podem ser consideradas totalmente preveníveis. Os fatores de risco potenciais para elas incluem a polifarmácia, co-morbidades, e especificidades de determinados medicamentos (por exemplo, propriedades farmacocinéticas como o metabolismo de primeira passagem, transportadores ou afinidade enzimática, alta potência, baixo índice terapêutico). As taxas de IMs para pacientes que recebem dois ou mais medicamentos ao mesmo tempo varia de 2 a 42%. Em um estudo retrospectivo de dados de prescrição em um centro de atenção primária, a incidência de interações potenciais foi de 12%, subindo para 22% em pacientes idosos.[1,3,11,23,26]

As interações podem ser classificadas em farmacocinéticas e em farmacodinâmicas. As farmacocinéticas são as interações que modificam os parâmetros de absorção, distribuição, metabolismo e excreção.[16,24]

As interações que modificam a absorção envolvem mecanismos decorrentes de alterações no esvaziamento gástrico, modificações na motilidade gastrintestinal, formação de quelatos e precipitados, interferência com transporte ativo, ruptura de micelas lipídicas, alteração do fluxo sanguíneo portal, efeito de primeira passagem hepático e intestinal, efeito tóxico sobre a mucosa intestinal, alteração de volume e composição (viscosidade das secreções digestivas, papel dos alimentos), efeitos diretos sobre a mucosa, efeito sobre o metabolismo bacteriano do fármaco, alteração na permeabilidade da membrana, efeito do pH na dissolução e ionização de eletrólitos fracos, efeito sobre a biodisponibilidade dos fármacos e efeitos sobre a circulação local.[16,23,24,26]

Como consequência dessas interações, podemos ter aumento na absorção do fármaco com elevação de seu efeito farmacológico e risco de toxicidade ou redução na velocidade de absorção do fármaco e repercussão na sua eficácia terapêutica, decorrentes de alterações no pico de concentração plasmática, tempo para atingir o pico de concentração e área sob a curva.[16,23,24,26]

Entre os medicamentos que podem precipitar esse tipo de interações, podemos citar os antiácidos, antagonistas de receptores H_2 (ranitidina, cimetidina, famotidina), inibidores de bomba de próton (omeprazol, lansoprazol), modificadores de motilidade digestória (cisaprida, bromoprida, metoclopramida).[16,24]

As interações que modificam a distribuição de fármacos caracterizam-se pelas alterações no equilíbrio dinâmico na ligação do fármaco às proteínas plasmáticas e a sua concentração livre no sangue responsável pelo efeito farmacológico. Pequenas alterações na fração ligada podem temporariamente dobrar ou triplicar a concentração de droga livre no sangue, aumentando a atividade farmacológica até que o reequilíbrio ocorra. A amplitude dessa compensação depende da biotransformação da droga e/ou sua eliminação. Quando a droga tiver um grande volume de distribuição e estiver sendo amplamente excretada, o equilíbrio ocorre rapidamente.[16,23,24,26]

Os mecanismos, nesses casos, são de pouca importância clínica, mas podem ser relevantes se o fármaco não tiver grande distribuição e, simultaneamente, ocasionar no paciente um comprometimento hepático renal. Além disso, deve ser considerado que a condição do paciente pode influir substancialmente no grau de união dos fármacos às proteínas e, portanto, alterar sua farmacocinética.[16,23,24,26]

Como exemplo desse tipo de interação, podemos citar as que envolvem fenitoína e warfarina, em que a primeira desloca a segunda das proteínas plasmáticas e, consequentemente, o paciente corre o risco de apresentar hemorragias, sendo necessário monitorar suas funções coagulatórias.[19,29]

As interações que envolvem o metabolismo são decorrentes do aumento ou da diminuição da velocidade de biotransformação de um ou ambos os fármacos. Estão ligadas aos processos de indução ou inibição enzimática de sistemas metabolizadores que podem acarretar alterações na meia-vida plasmática na sua concentração de equilíbrio no plasma. Podemos ter situações de diminuição da atividade farmacológica (terapêutica e tóxica) devido à queda do nível plasmático e aumento da excreção do fármaco; aumento na atividade farmacológica e tóxica (quando o metabólito formado é farmacologicamente ativo); tolerância cruzada entre os fármacos ou, ainda, redução na ligação dos princípios ativos às proteínas plasmáticas, havendo um aumento na taxa de transformação metabólica.[16,23,24,29]

Como exemplo dessa interação, podemos citar a que ocorre entre fenobarbital e álcool, em que ambos apresentam características indutoras enzimáticas, levando o paciente a um maior risco de apresentar crises convulsivas durante o tratamento com esse medicamento.[19]

As interações ocasionadas pela excreção envolvem as vias de eliminação dos fármacos, como rim, fígado, intestino e pulmão. Os mecanismos que mais se destacam estão relacionados ao efeito de um fármaco sobre a secreção tubular e subsequente excreção de outro; alterações do pH urinário que modificam a eliminação de um dos fármacos; aumento de volume urinário eliminando os fármacos filtráveis em maior quantidade.[16,23,42,29]

Interações farmacodinâmicas ocorrem no sítio receptor, pré-receptor e pós-receptor, sendo conhecidas como interações agonistas e antagonistas, embora em muitos casos se desconheça o real mecanismo desencadeante da interação.[16,24]

Em relação aos riscos envolvidos com a ocorrência de interações medicamentosas, podemos dividi-los em cinco categorias diferentes:

- *Nível 1*: Potencialmente severa ou que coloca em risco a vida do paciente. Sua ocorrência tem sido bem suspeitada, estabelecida ou provável em estudos controlados. Quase sempre as interações deste nível contraindicam a associação das drogas envolvidas.
- *Nível 2*: A interação pode causar deterioração no *status* clínico do paciente; ocorrência suspeitada, estabelecida ou provável em estudos controlados.
- *Nível 3*: A interação causa efeitos menores; ocorrência suspeitada, estabelecida ou provável em estudos controlados.
- *Nível 4*: A interação pode causar efeitos de moderados a mais graves; os dados confirmatórios são muito limitados.
- *Nível 5*: A interação pode causar efeitos de menores a mais graves; a ocorrência é improvável e não está baseada em uma boa evidência de alteração clínica.[16,24]

Classificação ABCDX

Outro tipo de classificação usada pelo FDA é a ABCDX, cuja classificação A é a menos perigosa, e a X, a mais grave e potencialmente letal. O sistema informatizado *Lexi-comp Online*® usa essa metodologia, e está disponível em português no Brasil.[2,3,10,11,17,20,21,25,27]

As interações podem ser classificadas, além do nível de significância, em tempo de instalação (rápida ou retardada), em grau de severidade (maior, moderada ou menor) e em relação à documentação (estabelecida, provável, suspeitada, possível, improvável).

Em termos práticos, a descrição de uma interação medicamentosa deve conter o efeito apresentado, um mecanismo pelo qual ela ocorre, seu gerenciamento, uma discussão de sua importância clínica e a bibliografia a respeito.

Existem no mercado mundial bases de dados que fornecem essas informações e facilitam o trabalho do profissional de saúde. As bases de dados *Lexi-comp*® e *Micromedex*® são exemplos das que permitem o cruzamento de dados de prescrições e verificação de eventuais interações medicamentosas.[2,3,10,11,17,20,21,25,27]

Na literatura, encontramos drogas que apresentam uma quantidade enorme de interações. Entre elas, podemos citar: a warfarina, que apresenta 195 tipos diferentes de interações documentadas, sendo 49 do nível 1 e 52 de nível 2; a cimetidina, que apresenta 178 tipos diferentes de interações documentadas, sendo 2 de nível 1 e 26 de nível 2 – fato este que deixa clara a importância de prevenirmos, acompanharmos e tratarmos os efeitos dessas interações.[3]

INTERAÇÕES MAIS IMPORTANTES NA PRÁTICA DIÁRIA[4,7,9,15,16,18,19,24]

Uso Concomitante de Drogas Depressoras do Sistema Nervoso Central (SNC)

Quando associadas drogas como analgésicos opiáceos, benzodiazepínicos, antipsicóticos, barbitúricos e álcool, o paciente pode apresentar aumento da depressão do SNC, depressão respiratória e hipotensão. Como conduta, podemos monitorar a depressão do SNC, depressão respiratória e a hipotensão.

Associação de Antibióticos

Na prática clínica, é muito comum o médico ou o dentista prescreverem associações de antibióticos, que muitas vezes podem ser perigosas ou até inativarem seus efeitos antimicrobianos.

Como exemplo, podemos citar a interação entre drogas notadamente nefrotóxicas, mesmo sozinhas, como a amicacina, com outra droga, como a cefalotina, que leva a um possível aumento da nefrotoxicidade, sendo a conduta sugerida a monitoração da função renal e vigilância da nefrotoxicidade. A mesma amicacina, quando associada à furosemida, pode levar a um aumento da ototoxicidade, podendo conduzir o paciente para uma perda da acuidade auditiva irreversível.

A ampicilina, quando associada ao cloranfenicol, apresenta uma diminuição de efeitos, devido a um mecanismo desconhecido.

Em pacientes que realizaram transplantes de órgãos e necessitam utilizar ciclosporina, é necessário evitar concomitantemente medicamentos à base de sulfas, tendo em vista que esta desencadeia uma diminuição da concentração plasmática da ciclosporina, com diminuição do efeito e potencial risco de rejeição do enxerto.

Outra associação de risco envolve a utilização de aminoglicosídeos com bloqueadores neuromusculares curarizantes (como pancurônio, atracúrio, metocurarina, cisatracúrio e outros). Essa associação pode levar a um possível aumento no bloqueio neuromuscular, podendo resultar em depressão respiratória. Portanto, é necessária uma atenção ao prolongado bloqueio neuromuscular. Essa interação ocorre, também, quando se utilizam lincomicinas (como a clindamicina).

A associação de drogas penicilínicas (amoxacilina, ampicilina, carbenicilina) com tetraciclinas deve ser evitada, pois está relatado na literatura um possível efeito antagônico, reduzindo, assim, a ação antibiótica de ambas as drogas. Também não é recomendada a associação de penicilínicos com macrolídeos (como a eritromicina), pois pode haver aumento ou diminuição de efeito de ambas as drogas, com possível prejuízo terapêutico para o paciente.

A eficácia de contraceptivos orais pode ser reduzida, e penicilínicos podem suprimir a flora intestinal que fornecem enzimas hidrolíticas essenciais para a recirculação entero-hepática de certos contraceptivos esteroides conjugados. Embora não frequentemente reportada, a falência de ação do contraceptivo é possível. Para pacientes que não podem e não querem ter o mínimo risco de gravidez, o uso de forma adicional de anticoncepção pode ser considerada durante a terapêutica antibiótica com penicilínicos.

Interações com Anticolinérgicos

A associação entre drogas anticolinérgicas (atropina, biperideno, ciclopentolato, hioscina) com outras drogas que possuam atividade anticolinérgica secundária (como a clorpromazina, difenidramina) pode apresentar um efeito aditivo anticolinérgico, sendo necessário diminuir as doses de ambas as drogas. Evitar o uso de anticolinérgicos em pacientes com glaucoma.

Interações com Drogas Anticoagulantes

Sem sombra de dúvida, a warfarina sódica é uma das campeãs de interações medicamentosas. Como resultado dessas interações, quase sempre se tem o aumento do efeito anticoagulante e risco de hemorragia. No caso da associação entre warfarina e metronidazol, é necessário reduzir a dose para 50% quando iniciar com metronidazol, e medir o tempo de protrombina a cada 3 dias, ajustando a dosagem se necessário.

Quando se associa a warfarina com cimetidina, há um possível aumento do efeito anticoagulante por um período de 7 a 17 dias, tornando-se fundamental monitorar o tempo da protrombina por duas semanas após iniciar a cimetidina, e ajustar a dose durante e após a terapia concomitante. Essa interação pode ser evitada usando-se ranitidina, famotidina, antiácidos e sucralfato.

Encontramos também relatos de interação entre warfarina e corticosteroides, cefalosporinas, fenitoína e amiodarona.

Interações com Anticonvulsivantes

Anticonvulsivantes (como o fenobarbital, ácido valproico, carbamazepina, alprazolan, fenitoína), quando associados a antipsicóticos (como clorpromazina e haloperidol), podem provocar uma diminuição do efeito anticonvulsivante, com risco de aparecimento de crises epiléticas em pacientes com essa patologia. Outro risco para essa associação é a depressão aditiva do SNC.

A fenitoína, quando associada a sulfas, pode apresentar um aumento do efeito da primeira com risco de toxicidade, tornando-se necessário ajustar a dose de fenitoína. Isso ocorre também com a cimetidina (ranitidina não causa esta reação).

Interações com Agentes Antiparkinsonianos

A levodopa apresenta cerca de 80 interações medicamentosas relatadas na literatura, sendo as mais perigosas com inibidores da monoaminoxidase (como a fenelzina e tranilcipromina), que ocasionam um perigoso aumento da pressão arterial devido à inibição de metabolização da levodopa, elevando à estimulação de receptores dopaminérgicos. Essa associação deve ser evitada.

Interações com Agentes Antipsicóticos

A clorpromazina, a flufenazina e o haloperidol, quando associados com drogas agonistas adrenérgicas como a adrenalina, a noradrenalina e a dobutamina, podem apresentar severa hipotensão e taquicardia. Se a hipotensão ocorrer, usar um simpatomimético alfa-adrenérgico.

Clorpromazina, quando associada à cisaprida, pode ocasionar risco de morte ao paciente, pois provoca arritmias graves.

O haloperidol em conjunto com sais de lítio pode causar encefalopatias, efeitos extrapiramidais, febre, leucocitose e alterações de consciência; quando essa associação for estritamente necessária, é importante fazer um acompanhamento próximo do paciente, principalmente nas três primeiras semanas.

Clorpromazina e flufenazina, quando associadas a drogas anti-hipertensivas (como a clonidina, captopril, hidroclorotiazida, enalapril, espironolactona, furosemida, metildopa e propranolol), causam hipotensão aditiva; se o anti-hipertensivo é um betabloqueador, ocorre aumento de seu efeito; haloperidol associado a metildopa resulta em maior toxicidade para o primeiro. Essas associações devem ser evitadas.

Interações com Agentes Betabloqueadores

A associação de drogas betabloqueadoras com clonidina pode resultar em um aumento da pressão arterial (PA), que pode ocasionar risco de morte ao paciente. Quando se utiliza propranolol com bloqueador de canal de cálcio (como verapamil), pode-se ter um efeito anti-hipertensivo aumentado de ambas as drogas, levando a um descontrole da p.a.

Quando se utiliza propranolol com insulina ou hipoglicemiante oral, pode provocar hipoglicemia no paciente, devido ao efeito de bloqueio dos receptores beta-2 localizados no fígado. Esse efeito não se manifesta quando se utilizam bloqueadores betacardiosseletivos (Beta-1-bloqueadores), como o atenolol e metoprolol.

Outra situação que pode ocorrer envolve a participação de drogas anti-inflamatórias não esteroides (Aines) que, inibindo a síntese de prostaglandinas no tecido renal, acabam ocasionando um aumento relativo na pressão arterial do paciente. Este efeito é menor quando se trata de inibidores de ciclo-oxigenase específicos para COX–2 (como rofecoxib, celecoxib, meloxican).

Sais de alumínio podem aumentar a taxa de esvaziamento gástrico, levando a uma diminuição na biodisponibilidade oral dos betabloqueadores e, com isso, reduzindo seus efeitos farmacológicos.

Interações com agentes anti-inflamatórios não esteroides (Aines)

Diclofenaco sódico, quando associado a aminoglicosídeos, pode aumentar a concentração plasmática em crianças prematuras, pela redução da taxa de filtração glomerular, provocando aumento do risco de nefropatia causada por essas drogas.

Associado ao lítio, pode ocasionar elevação do nível sérico deste, levando ao risco de intoxicações por este eletrólito.

Piroxican associada a ciclosporina pode aumentar o potencial nefrotóxico de ambas as drogas, sendo importante a monitoração da função renal do paciente.

A prescrição das drogas Aines com anticoagulantes orais pode aumentar o risco de hemorragias dos pacientes.

Interações com agentes anti-inflamatórios esteroidais

Betametasona, quando associada a agentes anticolinesterásicos utilizados na miastenia grave, pode causar depressão muscular profunda, sendo o mecanismo desconhecido. Essa interação pode colocar em risco a vida dos pacientes.

Corticoides, em geral prescritos com fenobarbital, podem ocasionar diminuição dos efeitos anti-inflamatórios devido a um aumento na taxa de metabolização hepática dessas drogas.

Dexametasona associada a fenitoína pode provocar uma diminuição nos níveis plasmáticos da segunda, ocasionando risco de o paciente vir a convulsionar quando em terapia antiepilética com essa droga.

A associação de corticoides com antiácidos orais a base de alumínio e magnésio pode diminuir o efeito dos primeiros por um mecanismo desconhecido.

As interações descritas neste capítulo servem para ilustrar o risco da prescrição de associações de drogas sem critérios preventivos de interações medicamentosas. O melhor profissional para agir neste campo preventivo é, sem sombra de dúvidas, o farmacêutico, que, realizando essas tarefas, aumenta a segurança da utilização de medicamentos e evita gastos desnecessários com tratamentos e internações ocasionados pelas interações medicamentosas.

A recomendação é verificar 100% das prescrições médicas contendo associações e sempre procurar atualizar suas bases de dados de consultas.

Referências Bibliográficas

1. Bates DW, Spell N, Cullen DJ, Burdick E, Laird N, Petersen LA, et al. The costs of adverse drug events in hospitalized patients. Adverse Drug Events Prevention Study Group. JAMA. 1997;277:307-11.
2. Chan M, Nicklason F, Vial JH. Adverse drug events as a cause of hospital admission in the elderly. Intern Med J. 2001;31:199-205.

3. Dallenbach MF, Bovier PA, Desmeules. Detecting drug interactions using personal digital assistants in an out-patient clinic. QJM. 2007;100(11):691-7.
4. Dresser GK, Bailey DG. A basic conceptual and practical overview of interactions with highly prescribed drugs. Can J Clin Pharmacol. 2002;9(4):191-8.
5. Fattinger K, Roos M, Vergeres P, Holenstein C, Kind B, Masche U, et al. Epidemiology of drug exposure and adverse drug reactions in two swiss departments of internal medicine. Br J Clin Pharmacol 2000;49:158-67.
6. Gandhi TK, Weingart SN, Borus J, Seger AC, Peterson J, Burdick E, et al. Adverse drug events in ambulatory care. N Engl J Med. 2003; 348:1556-64.
7. Garnett WR. Clinical implications of drug interactions with coxibs. Pharmacotherapy. 2001;21(10):1223-32.
8. Howard RL, Avery AJ, Slavenburg S, Royal S, Pipe G, Lucassen P, Pirmohamed M. Which drugs cause preventable admissions to hospital? A systematic review. Br J Clin Pharmacol. 2006;63:136-47.
9. Knobel E. Terapia intensiva. São Paulo: Atheneu; 2002.
10. Kraft WK, Waldman SA. Manufacturer's drug interaction and postmarketing adverse event data: what are appropriate uses? Drug Saf. 2001;24(9):637-43.
11. Kuhlmann J, Muck W. Clinical-pharmacological strategies to assess drug interaction potential during drug development. Drug Saf. 2001;24(10):715-25.
12. Lin JH. Sense and nonsense in the prediction of drug-drug interactions. Curr Drug Metab. 2000;1(4):305-31.
13. Linnarsson R. Drug interactions in primary health care. A retrospective database study and its implications for the design of a computerized decision support system. Scand J Prim Health Care. 1993;11:181-6.
14. Morris CJ, Rodgers S, Hammersley VS, Avery AJ, Cantrill JA. Indicators for preventable drug related morbidity: application in primary care. Qual Saf Health Care. 2004;13:181-5.
15. Obach RS. Drug-drug interactions: an important negative attribute in drugs. Drugs Today (Barc). 2003;39(5):301-38.
16. Oga S, Basile AC, Carvalho MF. Guia Zanini-oga de interações medicamentosas. São Paulo: Atheneu; 2002.
17. Olivier P, Boulbes O, Tubery M, Lauque D, Montastruc JL, Lapeyre-Mestre M. Assessing the feasibility of using an adverse drug reaction preventability scale in clinical practice: a study in a French emergency department. Drug Saf. 2002;25:1035-44.
18. Paoletti R, Corsini A, Bellosta S. Pharmacological interactions of statins. Atheroscler Suppl. 2002;3(1):35-40.
19. Patsalos PN, Froscher W, Pisani F, van Rijn CM. The importance of drug interactions in epilepsy therapy. Epilepsia. 2002;43(4):365-85.
20. Prybys KM. Deadly drug interactions in emergency medicine. Emerg Med Clin North Am. 2004 nov;22(4):845-63.

21. Rodrigues AD, Lin JH. Screening of drug candidates for their drug – drug interaction potential. Curr Opin Chem Biol. 2001;5(4):396-401.
22. Schein JR. Epidemiology, outcomes research, and drug interactions. Drug Metabol Drug Interact. 1998;14(3):147-58.
23. Shou M. Prediction of pharmacokinetics and drug – drug interactions from in vitro metabolism data. Curr Opin Drug Discov Devel. 2005;8(1):66-77.
24. Sucar DD. Fundamentos de interações medicamentosas. São Paulo: Lemos; 2003.
25. Tafreshi MJ, Melby MJ, Kaback KR, Nord TC. Medication-related visits to the emergency department: a prospective study. Ann Pharmacother. 1999;33:1252-7.
26. Zhou Q, Yao TW, Zeng S. Effects of stereochemical aspects on drug interaction in pharmacokinetics. Acta Pharmacol Sin. 2002;23(5):385-92.
27. Wasserfallen J, Livio F, Buclin T, Tillet L, Yersin B, Biollaz J. Rate, type, and cost of adverse drug reactions in emergency department admissions. Eur J Intern Med. 2001;12:442-7.
28. Winterstein AG, Sauer BC, Hepler CD, Poole C. Preventable drug-related hospital admissions. Ann Pharmacother. 2002;36:1238-48.
29. Wittkowsky AK. Drug interactions update: drugs, herbs, and oral anticoagulation. J Thromb Thrombolysis. 2001;12(1):67-71.

10

USO *OFF-LABEL* DE MEDICAMENTOS

Sandra Cristina Brassica

Eliane Ribeiro

Introdução

Nos últimos anos, a evolução das ciências farmacêuticas propiciou a introdução rápida e crescente de novos fármacos no arsenal terapêutico. Os efeitos relevantes do emprego dos novos produtos farmacológicos no tratamento de muitas doenças foram prontamente identificados, ampliando cada vez mais sua utilização.[1]

A ocorrência de eventos adversos graves relacionados ao uso desses produtos possibilitou o conhecimento dos efeitos tóxicos dos fármacos, excipientes e veículos utilizados nas formulações e a necessidade de restringir seu emprego para algumas populações.[2]

Em 1934, os óbitos ocasionados pela comercialização de uma solução de sulfanilamida em dietilenoglicol resultaram em alterações da legislação norte-americana para proteger a população e garantir o uso de medicamentos seguros.[3]

O maior e mais grave desses episódios, tanto pelo tipo de evento adverso ocasionado como pelo grande número de casos registrados, foi o da talidomida. Esse medicamento foi comercializado a partir de 1957 em 11 países europeus, 7 africanos, 17 asiáticos e 11 nas Américas do Norte e do Sul, como sedativo e hipnótico de baixa toxicidade. Apresentava uma série de indicações terapêuticas, segundo o fabricante. A partir de 1959, iniciaram-se os relatos sobre a incidência de nascimentos de crianças com um tipo peculiar de malformação congênita, a focomelia. A utilização da talidomida por gestantes foi responsável pelo nascimento de cerca de 10 a 15 mil crianças com malformações.[4]

Ocorrências como essa, além de despertarem a atenção para os possíveis riscos da utilização de medicamentos, levaram à adoção de uma série de medidas para a aprovação e comercialização de novas especialidades farmacêuticas, primeiramente, nos Estados Unidos e, depois, em outros países.[5-7]

Aprovação de medicamentos pela FDA

Nos Estados Unidos, a fim de assegurar a eficácia e a segurança dos novos fármacos, a Food and Drug Administration (FDA), agência que regula a produção e comercialização de cosméticos e medicamentos para uso humano e veterinário, exige que as novas entidades farmacológicas sejam testadas, primeiramente, em animais, em seguida, em voluntários sadios e, finalmente, em pacientes selecionados. A agência também estabelece como os testes devem ser realizados.[8]

Os testes a que são submetidos os novos fármacos são divididos em etapas consecutivas, o que significa que a não aprovação em uma delas descarta, automaticamente, a passagem para a próxima.[8]

A primeira etapa é composta de testes pré-clínicos e visa a avaliar a toxicidade do fármaco. Tem duração de 1 a 5 anos e envolve estudos *in vitro* e em animais.

Na segunda etapa, executam-se os testes clínicos em um período que pode durar de 2 a 10 anos. Os testes clínicos são divididos em três fases:

- *Fase 1*: o fármaco, na forma de medicamento, é testado em voluntários normais, com a finalidade de avaliar aspectos relacionados a segurança, efeitos biológicos, parâmetros cinéticos e interações.
- *Fase 2*: o fármaco é administrado aos pacientes para avaliar sua eficácia terapêutica, posologia, cinética e metabolismo.
- *Fase 3*: o fármaco é estudado em um número maior de pacientes, cerca de 500 a 3.000, para avaliar sua segurança e eficácia.

Com o término da segunda etapa, o medicamento poderá ser comercializado para as indicações testadas e aprovadas, iniciando-se a fase 4 ou de pós-comercialização, na qual o fármaco é utilizado por populações heterogêneas e por tempo indeterminado.[8]

A fase de vigilância pós-comercialização identifica:

- efeitos que não tenham sido observados em grupos não investigados durante os estudos de fase 3, devido ao curto período de sua realização ou a homogeneidade dos pacientes incluídos nos estudos;
- padrões de utilização;
- indicações adicionais;
- efeitos raros ou retardados ao uso etc.[3,8]

APROVAÇÃO DE MEDICAMENTOS PELA ANVISA

No Brasil, para o registro de novos medicamentos o fabricante deve apresentar resultados de estudos pré-clínicos e clínicos que comprovem a segurança e a eficácia do fármaco para a indicação proposta e a faixa etária a que se destina, além dos documentos relativos à formulação.[9]

O registro de novos medicamentos é de competência da Gerência de Medicamentos Novos, Pesquisa e Ensaios Clínicos (Gepec) da Agência Nacional de Vigilância Sanitária (Anvisa), e portanto, de âmbito federal, sendo regulamentado pela RDC n. 136, de 29 de maio de 2003.[9]

O QUE É USO *OFF-LABEL* DE MEDICAMENTOS?

O termo *off-label*, para o qual não há uma tradução oficial para o idioma português, engloba várias situações da prática diária em saúde, incluindo a administração de formulações extemporâneas ou de doses elaboradas a partir de especialidades farmacêuticas registradas ou uso de medicamentos importados e substâncias químicas sem grau farmacêutico; indicações e posologias não usuais; administração do medicamento por via diferente da preconizada; administração em faixas etárias para as quais o medicamento não foi testado; administração para tratamento de doenças que não foram estudadas e indicação terapêutica diferente da aprovada para o medicamento.[10]

Observa-se que muitas vezes o termo *off-label* é utilizado também no sentido de *unlicensed,* ou não licenciado, e vice-versa.

O termo *unlicensed* aplica-se a medicamentos que não têm licença sanitária no país, quer seja como especialidade farmacêutica quer como os elaborados a partir de formulações magistrais, e, ainda, para produtos que não se destinam às faixas etárias específicas por não terem sido testados ou por apresentarem contraindicações.[11]

Recentemente, especialistas no assunto têm buscado padronizar para esses termos, o que é necessário, sobretudo para possibilitar a comparação dos diferentes estudos sobre o assunto.[12]

RISCOS DA UTILIZAÇÃO *OFF-LABEL* DE MEDICAMENTOS

O processo de aprovação de novos fármacos visa a garantir que os medicamentos disponíveis sejam seguros e eficazes. Assim, sua utilização de modo *off-label*, por não ter sido alvo de estudo por meio de ensaios controlados, pode expor os pacientes a riscos.

Algumas populações, como a infantil, a geriátrica, a de gestantes e a de lactantes, geralmente são excluídas dos ensaios clínicos devido às questões éticas, logísticas e financeiras. Entretanto, na prática clínica, frequentemente, estas populações são submetidas a tratamentos que empregam medicamentos que não foram testados quanto à sua segurança e eficácia, o que as coloca na posição de órfãs terapêuticas.[13]

O processo de aprovação de novos medicamentos é lento e oneroso, e, mesmo com a realização dos testes clínicos, é praticamente impossível identificar todas as indicações potenciais do medicamento. Assim, o uso de medicamentos *off-label* tornou-se uma prática comum. Para algumas populações específicas, como, por exemplo, a pediátrica, é quase uma prática generalizada. Estima-se que sua frequência seja da ordem de 90% em pediatria e 40% em adultos.[13,14]

Há classes de medicamentos que são mais utilizadas como *off-label*. Nelas, podem ser citados, principalmente, os fármacos que agem no sistema nervoso e os antineoplásicos, ou seja, medicamentos destinados a tratar, geralmente, condições críticas e de alto custo, cuja utilização pode desencadear eventos adversos graves.[15-18]

Outro alerta importante para a utilização *off-label* de medicamentos relaciona-se ao fato de essa prática não ser capaz de gerar evidências e, ainda, expor pacientes a riscos que poderiam ser monitorados em ensaios clínicos controlados.[17] Para a população pediátrica, foi demonstrado aumento do risco de toxicidade quando se utilizam tais medicamentos.[19-21]

Além do risco de reações adversas, o uso *off-label* de medicamentos pode resultar em problemas de dosagem, ocasionando, também, falta de eficácia terapêutica e indisponibilidade de formulações adequadas, o que gera a necessidade do uso de formulações extemporâneas que podem exibir biodisponibilidade variável, baixas qualidade e segurança.[22]

De modo geral, faltam evidências científicas que suportem o uso *off-label*, motivo pelo qual somente pode ser recomendado quando:

- existe justificativa embasada por evidência de alta qualidade;
- o uso se faz dentro do contexto de uma pesquisa formal;
- se tratar de casos excepcionais, justificados por circunstâncias clínicas individuais (doença muito grave, falha de resposta com a terapia convencional, potenciais benefícios superam riscos e existência de alguma evidência de benefício terapêutico).

Para esses casos, seria necessário o consentimento livre e esclarecido do paciente ou de seu responsável e a aprovação do uso pelo comitê de medicamentos da instituição.[23,24]

ASPECTOS LEGAIS E ÉTICOS

A utilização de medicamentos *off-label* não constitui uma prática ilegal, e para algumas situações tal utilização pode significar a opção terapêutica adequada, apesar de oferecer risco aos pacientes.[25-27]

O uso de medicamentos *off-label* não constitui um indicador de erro médico, simplesmente reflete, por vezes, a carência de informações sobre a utilização segura e eficaz de medicamentos consagrados, e não apenas das novas entidades farmacológicas.[26,27]

Ações adotadas até o momento

Principalmente com relação à população pediátrica, foram adotadas algumas medidas para ampliar seu acesso a medicamentos seguros e eficazes.[14,28]

Essas ações tiveram início nos Estados Unidos, na década de 1990. Foram caracterizadas em princípio pela introdução de medidas voluntárias para estimular a indústria farmacêutica a desenvolver medicamentos para pacientes pediátricos. No entanto, diante do insucesso de tais medidas, em 1997 foi introduzido o FDA *Modernisation Act*, que fornecia um incentivo econômico sob a forma de extensão da patente por período de seis meses para os medicamentos com indicações pediátricas aprovadas.[14]

No final da década de 1990, com a experiência americana, foi constituída na Europa uma comissão composta por membros do Royal College of Paediatrics And Child Health e do Neonatal and Paediatric Pharmacists, que discutiam o assunto e concluíram a necessidade de normas legislativas como forma de garantir medicamentos seguros e eficazes para a população pediátrica.[28]

Em 1999, nos Estados Unidos, por meio do *Pediatric Rule*, passou-se a exigir que novos medicamentos com potencial utilização em crianças fossem estudados para essa faixa etária.[14]

Embora essas iniciativas tenham aumentado a realização de ensaios clínicos nessa população, não foi suficiente. Áreas de grande interesse terapêutico continuaram negligenciadas, principalmente, as que possuíam como alternativas medicamentosas, fármacos sem patente, com baixa venda ou para a população neonatal.[14, 28]

Em 2000, na Europa foram iniciadas as propostas para uma legislação que garantisse que os novos medicamentos, bem como aqueles que estavam no mercado, atendessem às necessidades pediátrica. Em 2002, foi introduzida a consulta pública "Better Medicines for Children", pelo Comitê para Medicamentos formado pelo Royal College of Paediatrics And Child Health e pelo Neonatal and Paediatric Pharmacists.[28,29]

Nos Estados Unidos, em 2002, foram propostas diretrizes para a viabilização de estudos que englobavam os medicamentos sem patente e a população neonatal. Em 2005, iniciaram-se as discussões sobre as estratégias e os requisitos para a condução de ensaios clínicos em neonatos.[14,31]

Em 2007, na Europa, houve a introdução da legislação para viabilizar o desenvolvimento de medicamentos para crianças de 0 a 17 anos e, em 2008, foi publicada a lista de medicamentos sem patente prioritária para a realização de ensaios clínicos nessa população.[28]

Atualmente, a normalização europeia para utilização de medicamentos em população pediátrica está em fase de implantação e objetiva aumentar a disponibilidade de produtos:

- efetivamente estudados nessa população;
- apropriadamente licenciados para uso pediátrico;

- que possuam informação disponível para sua utilização;
- que não exponham crianças a ensaios clínicos desnecessários;
- que não atrasem a sua aprovação para a população adulta.[28]

Essa regulação também engloba vários aspectos inovadores, como, por exemplo, o acesso à base de dados de ensaios clínicos pediátricos, o financiamento público para o estudo de medicamentos sem patente, escolha e inserção de um símbolo de "uso pediátrico aprovado" na embalagem do produto, e o encorajamento da produção de especialidades licenciadas para essa população.[28]

Na Austrália, uma organização independente, porém financiada pelo governo, denominada New South Wales Therapeutic Advisory Group (NSW TAG), cujo objetivo é promover o uso seguro e racional de medicamentos, estabeleceu uma comissão formada por diferentes especialistas da área assistencial para discutir o uso *off-label* de medicamentos e desenvolver recomendações para direcioná-lo. O resultado desse trabalho foi a elaboração de um algoritmo de decisão (Figura 10.1) para auxiliar no processo de avaliação desse uso.[6]

O referido algorítimo demonstra que tal utilização pode ser justificada quando há:

- Evidência de alta qualidade que suporte o uso *off-label*. Destaca que tal evidência deve ser similar àquela apresentada para apreciação do registro do medicamento.
- Uso no contexto de pesquisa formal, aprovada pelo comitê de ética institucional, e mediante obtenção de termo de consentimento informado do paciente ou de seu responsável.
- Situações excepcionais, como, por exemplo, circunstâncias clínicas individuais e casos de doenças graves para as quais haja somente evidência que suporte benefício potencial que supere os riscos e desde que a terapia-padrão tenha sido tentada ou não seja apropriada. Mesmo assim, seu uso deve ser aprovado pelo comitê de medicamentos institucional e utilizado somente após a obtenção do termo de consentimento informado.

A Organização Mundial da Saúde (OMS), em 2007, publicou os documentos *Promoting Safety of Medicines for Children* e *WHO Model List of Essential Medicines for Children*. O primeiro destina-se a despertar a atenção dos profissionais para a segurança no uso de medicamentos para crianças; o segundo é uma relação dos medicamentos essenciais para o tratamento de crianças em serviços básicos de saúde.[32,33]

No Brasil, a Anvisa informa seu posicionamento em relação ao uso de medicamentos sem indicação por meio de um comunicado disponível em seu site:[26]

> [...] o uso destes medicamentos é feito por conta e risco do médico que o prescreveu, e pode eventualmente vir a caracterizar um erro médico, mas em grande parte das vezes trata-se de uso essencialmente correto, apenas ainda não aprovado [...].

```
                    ┌─────────────────────┐
                    │ O medicamento será  │
                    │ utilizado de acordo │
                    │ com a indicação,    │
                    │ idade, dose e via   │
                    │ licenciadas?        │
                    └─────────────────────┘
              Não    /                  \   Sim
                    /                    \
```

- **Não** → Uso *off-label*
- **Sim** → Seguir processo usual de consentimento para a terapia

Uso *off-label* → Existe evidência de alta qualidade que suporta este uso?

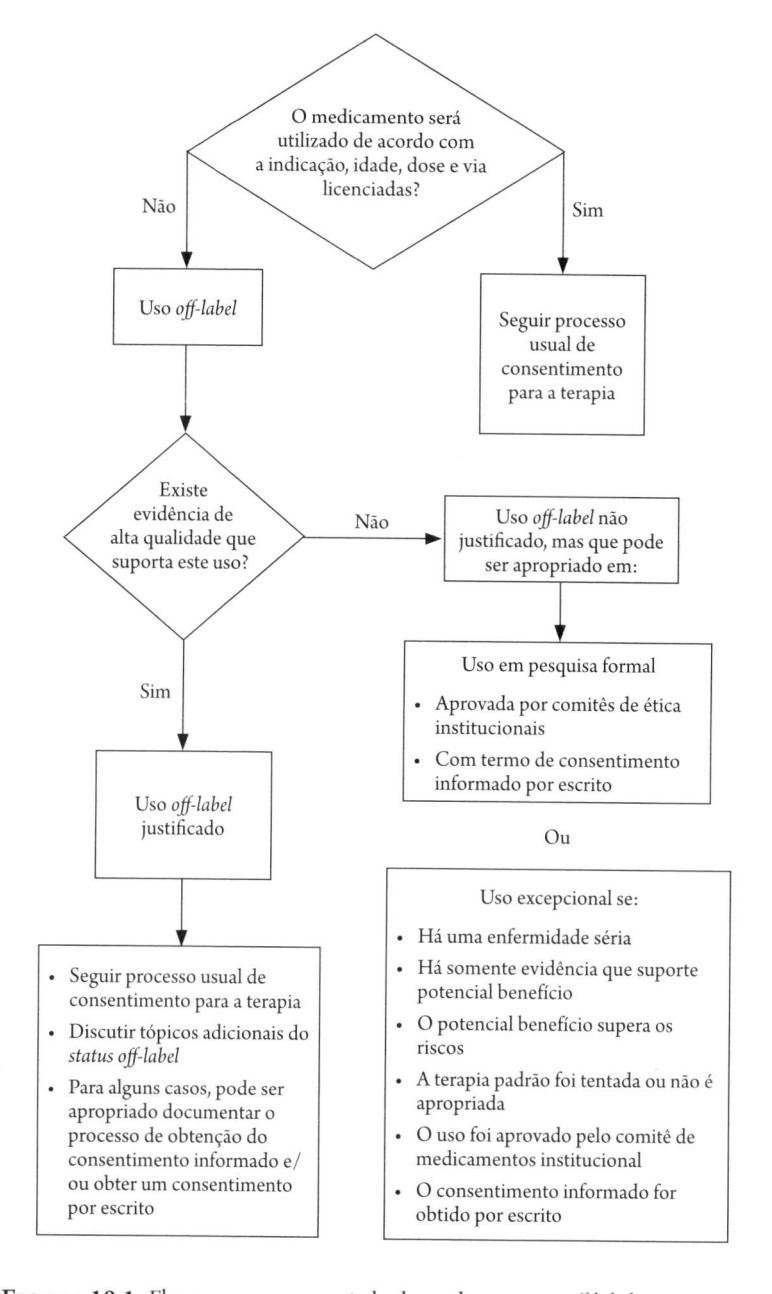

- **Não** → Uso *off-label* não justificado, mas que pode ser apropriado em:
  - **Uso em pesquisa formal**
    - Aprovada por comitês de ética institucionais
    - Com termo de consentimento informado por escrito

  Ou

  - **Uso excepcional se:**
    - Há uma enfermidade séria
    - Há somente evidência que suporte potencial benefício
    - O potencial benefício supera os riscos
    - A terapia padrão foi tentada ou não é apropriada
    - O uso foi aprovado pelo comitê de medicamentos institucional
    - O consentimento informado for obtido por escrito

- **Sim** → Uso *off-label* justificado
  - Seguir processo usual de consentimento para a terapia
  - Discutir tópicos adicionais do *status off-label*
  - Para alguns casos, pode ser apropriado documentar o processo de obtenção do consentimento informado e/ou obter um consentimento por escrito

FIGURA 10.1 Fluxo para uso apropriado de medicamentos *off-label*.
Fonte: Adaptado de Gazarian et al.[6]

Acrescenta, ainda, que:

> [...] podem ocorrer situações em que um médico queira tratar pacientes que tenham certas condições que, por analogia com outra semelhante, ou por base fisiopatológica, ele acredite possam vir a se beneficiar de um determinado medicamento não aprovado para ela [...].

No entanto, ainda não foram estabelecidas estratégias de enfrentamento da questão.

Considerações Finais

O uso *off-label* é uma prática destinada, principalmente, a pacientes pediátricos, idosos e gestantes e em algumas áreas, como, por exemplo, a oncológica. Esse uso não constitui um preceito ilegal, contudo pode expor os pacientes a riscos.

Até o momento, as distintas ações efetuadas em vários países não foram suficientes para diminuir esse tipo de utilização.

Regulamentações que incentivem empresas farmacêuticas a conduzirem os estudos clínicos necessários para a obtenção de informações adequadas, sua disponibilização para profissionais de saúde e farmacovigilância efetiva são ações necessárias ao enfrentamento da questão.

Referências Bibliográficas

1. Laporte JR, Tognoni G, Rozenfeld S. Epidemiologia do medicamento: princípios gerais. São Paulo: Hucitec-Abrasco; 1989. p. 43-55.
2. Choonara I, Conroy S. Unlicensed and off-label drug use in children, implications for safety. Drug Saf. 2002;25:1-5.
3. Lieber-Romano NS. Farmacoepidemiologia. In: Cordeiro BC, Leite SN. O farmacêutico na atenção farmacêutica. Itajaí: Univali; 2005. p. 113-39.
4. Oliveira MA, Bermudez JAZ, Souza ACM. Talidomida no Brasil: vigilância com responsabilidade compartilhada. Cad Saude Pública. 1999;15:99-112.
5. Ackers R, Murray ML, Besag FM, Wong IC. Prioritizing children's medicines for research: a pharmacoepidemiological study of antiepileptic drugs. Br J Clin Pharmacol. 2007;63:689-97.
6. Gazarian M, Kelly M, McPhee JR, Graudins LV, Ward RL, Campbell TJ. Off-label use medicines: consensus recommendations for evaluating appropriateness. Med J Aust. 2006;185:544-8.
7. O'Donnell CPF, Stone RJ, Morley CJ. Unlicensed and off-label use in an Australian neonatal intensive care unit. Pediatrics. 2002;110:1-4.

8. Food and Drug Administration (FDA). New Drug Development and Review Process [acesso em 22 out 2008]. Disponível em: http://www.fda.gov/cder/handbook/dev_rev.htm
9. Nishioka SA. Como é feito o registro de medicamentos novos no Brasil. Prática Hospitalar, 2006; 45:13-7.
10. Conroy S. Unlicensed and off-label drug use: Issues and Recommendations. Paediatr Drugs 2002;4:353-9.
11. t'Jong GW, Vulto AG, Hoog M, Schimmel KJM, Tibboel D, Vanden Anker J. A survey of the use of off-label and unlicensed drugs in a dutch children's hospital. Pediatrics 2001;108:1089-93.
12. Neubert A, Wong ICK, Bonifazi A, Catapano M, Felisi M, Baiardi P, et al. Defining off-label and unlicensed use of medicines for children: results of a delphi survey. Pharmacological Research. 2008;58:316-22.
13. Wilson JT. An Update on the therapeutic Orphan. Pediatrics 1999; 104:585-90.
14. Conroy S, Mcintyre J. The use of unlicensed and off-label medicines in the neonate. Sem in Fetal & Neonatal Med. 2005;10:115-22.
15. Cuzzolin L, Atzei A, Fanos V. Off-label and unlicensed prescribing for newborns and children in different settings: a review of the literature and a consideration about drug safety. Expert Opin. Drug Saf. 2006;5:703-18.
16. Bernardi A, Pegoraro R. The ethics of off-label use of drugs: oncology pharmacy in Italy. J Clin Pharm Ther. 2008;33:95-9.
17. Levêque D. Off-label use of anticancer drugs. Lancet Oncol. 2008;9:1102-7.
18. Casali PG. The off-label use of drugs in oncology: a position paper by the European Society for Medical Oncology (ESMO). Ann Oncol. 2007;18:1923-5.
19. Rakhmanina YN, Van Den Anker JN. Pharmacological research in pediatrics: from neonates to adolescents. Adv Drug Del Rev. 2006;58:4-14.
20. Horen B, Montastruc L, Lapeyre-Mestre M. Adverse drug reactions and off-label drug use in paediatric outpatients. Br J Clin Pharmacol. 2002;54:665-70.
21. Santos DB, Coelho HLL. Adverse drug reactions in hospitalized children in Fortaleza, Brazil. Pharmacoepidemiology and Drug Safety. 2006; 15:635-40.
22. Santos DB, Clavenna A, Bonati M, Coelho HLL. Off-label and unlicensed drug utilization in hospitalized children in Fortaleza, Brazil. Eur J Clin Pharmacology [acesso em 28 set 2008]. Disponível em: http://www.springerlink.com.w10077.dotlib.com.br/content/100413/?Online+Date=In+the+last+six+months&Article+Category=Pharmacoepidemiology+and+Prescription&sortorder=asc&v=condensed&Content+Status=Accepted.
23. Tuleu C. Paediatric formulations in practice. In: Costello I, Long PF, Wong IK, Tuleau C, Yeung V. Paediatric Drug Handling. London: Pharmaceutical Press; 2007. p. 43-74.
24. Wannmacher L, Fuchs FD. Conduta terapêutica embasada em evidências. Rev Ass Med Brasil. 2000;46:237-41.

25. Wannmacher L. In: Organização Pan-Americana de Saúde/Organização Mundial de Saúde – Brasil. A ética do medicamento: múltiplos cenários. Uso Racional de medicamentos: temas selecionados. Brasília. 2007; 4(8):5-15.
26. American Society of Hospital Pharmacists. ASHP Statement on the use of medications for unlabeled uses. Am J Hosp Pharm. 1992; 49:2006-8.
27. Agência Nacional De Vigilância Sanitária. Brasília, DF: Ministério da Saúde. Anvisa. [acesso em 23 maio 2005]. Disponível em: http://www.anvisa.gov.br/medicamentos/registro/registro_offlabel.htm.
28. Conselho Federal de Farmácia (Brasil): Centro Brasileiro de Informação Sobre Medicamento. Crianças e medicamentos: os riscos que podem sobrepor os benefícios. Farmacoterapêutica. 2007; (6):1-3.
29. Dunne J. The European Regulations on medicines for paediatric use. Paediatr Respir Rev. 2007; 8:177-83.
30. Royal College of Paediatrics and Child Health/Neonatal and Paediatric Pharmacists Group Stading Committee on Medicines. Better Medicines for children. UK, 2002. [acesso em 29 jan 2005]. Disponível em: http://www.rcpch.ac.uk/publications/formulary_medicines.html.
31. Giacoia, PG, Birenbaum D, Sachs HC, Mattison DR. The newborn drug development initiative. Pediatrics. 2006; 117:51-8.
32. World Health Organization. Promoting Safety of Medicines for Children. WHO. 2007. [acesso em 08 ago 2008]. Disponível em: http://whqlibdoc.who.int/publications/2007/9789241563437_eng.pdf.
33. World Health Organization. Better Medicines for Children. WHO Report. 2007. [acesso em 08 ago 2008]. Disponível em: http://who.int/childmedicines/publications/en/.
34. Gazarian M, Kelly M, McPhee JR, Graudins LV, Ward RL, Campbell TJ. Off-label use of medicines: consensus recommendations for evaluating appropriateness. MJA. 2006; 185(10).

11

Atividade de farmacovigilância:

fundamentos práticos para a obtenção das informações, realização da investigação e tomada de ações

Helaine Carneiro Capucho

Introdução

A farmacovigilância tem sido cada vez mais utilizada pelo profissional farmacêutico brasileiro para o aprimoramento da assistência por ele prestada nos diferentes estabelecimentos de saúde (ES).

Definida pela Organização Mundial da Saúde (OMS) como a "ciência relativa à detecção, avaliação, compreensão e prevenção dos efeitos adversos ou quaisquer problemas relacionados a medicamentos",[1] a farmacovigilância aplicada à prática assistencial tem promovido um maior controle não só das reações adversas que ocorrem após o uso dos medicamentos, mas também de desvios de qualidade ou queixas técnicas, erros de medicação, uso *off-label* e interações medicamentosas, eventos que foram discutidos um a um nos capítulos anteriores.

Este capítulo abordará a práxis em farmacovigilância, ou seja, integrará os assuntos anteriormente abordados aos processos de obtenção de informações, de investigação e de tomada de decisões no gerenciamento de riscos relacionados aos medicamentos.

A Atividade de Farmacovigilância

A atividade de farmacovigilância tem como principal objetivo a segurança dos usuários dos medicamentos, à medida que pretende não só monitorar eventos adversos. É também função da farmacovigilância prevenir tais eventos, promovendo o uso racional de medicamentos. Assim, a implantação dessa atividade em um ES tem como objetivo prevenir e monitorar falhas em todo o ciclo dos medicamentos, desde a seleção até a destinação final, passando por fases importantes da assistência farmacêutica, como a aquisição, prescrição e dispensação desses produtos.

A atividade de farmacovigilância deve ser estruturada de acordo com os recursos físicos, materiais e humanos disponíveis. Por esse motivo, para iniciar a estruturação dessa atividade, deve-se avaliar o perfil epidemiológico dos pacientes atendidos por cada instituição, as unidades que a compõem (se há atendimento ambulatorial, internação, pronto-socorro), o tipo de assistência farmacêutica prestada aos pacientes (como é o sistema de distribuição e/ou dispensação de medicamentos, se há atividade de farmácia clínica e de atenção farmacêutica), ou seja, é necessário conhecer plenamente a instituição, delinear um plano bem estruturado que contemple todas as fases de implantação, incluindo objetivos, público-alvo e metodologia, além dos resultados esperados. Para iniciá-la, conhecer outros serviços que realizam a atividade (*benchmarking*) também pode auxiliar, evitando despender esforços com algo que já não deu certo em uma instituição semelhante.[2]

Os recursos físicos necessários são uma sala[3] climatizada para uso exclusivo (se compartilhada, este espaço deve ser respeitado para esta equipe). A sala pode estar localizada na farmácia ou ser independente, caso esteja ligada a outro serviço, como o de gerenciamento de riscos. O tamanho da sala depende do tamanho da equipe de farmacovigilância e dos horários de escala de trabalho, sendo o tamanho mínimo 6 m².

Quanto aos recursos materiais, são necessários materiais de escritório, computadores com acesso à internet, fax, telefone com linha interurbana, fontes de informação idôneas, como livros e periódicos nacionais e internacionais, armários para arquivos das notificações e outros documentos, além de armários para guardar amostras temporariamente.[2]

Os padrões mínimos para a farmácia hospitalar e serviços de saúde[3] determinam como recursos humanos necessários para a realização da atividade de farmacovigilância um farmacêutico para cada 250 leitos, em tempo integral e dedicação exclusiva. O dimensionamento da equipe vai depender da complexidade do serviço de farmacovigilância prestado, do sistema de vigilância utilizado e da legislação vigente.[2]

A farmacovigilância pode ser aplicada para todo o estabelecimento de saúde, como também para uma unidade específica, como uma unidade de terapia intensiva (UTI). A atividade também pode estar voltada para monitorar todos os medicamentos utilizados pela instituição, bem como focar-se em algum ou em um elenco de medicamentos predeterminados, seja pelos efeitos adversos conhecidos, pela falta de experiência quanto ao uso deles ou por sua importância econômica no orçamento do ES. Ainda, as duas situações extremas também podem ocorrer: monitorar todos os medicamentos em toda a instituição, como também monitorar um medicamento em uma unidade específica. Dessa maneira, o público-alvo deve ser determinado de acordo com a necessidade da instituição, o perfil epidemiológico e, também, com a capacidade de monitorização, ou seja, disponibilidade dos recursos necessários para execução da atividade.

Para estabelecer como esta será, devem ser considerados a legislação atual e programas federais, estaduais e municipais existentes sobre o assunto ou que possuem alguma interface com ele, como é o caso da RDC n. 2/2010,[4] da RDC n. 7/2010[5] (sobre requisitos mínimos para funcionamento de UTI) e da RDC n. 4/09[6] (sobre normas de farmacovigilância para detentores de registros), além da Política Nacional de Medicamentos e de Assistência Farmacêutica. Basicamente, a metodologia utilizada em farmacovigilância pode ser dividida em três fases: obtenção da informação (sistema de notificação e monitoração de eventos adversos e queixas técnicas), análise e investigação do caso; e tomada de ações preventivas e corretivas.

OBTENÇÃO DA INFORMAÇÃO

A obtenção da informação sobre eventos adversos e queixas técnicas relacionadas aos medicamentos pode ocorrer, basicamente, por dois tipos de sistema de vigilância: passivo ou ativo.

O sistema de vigilância passivo consiste na comunicação espontânea de riscos, eventos adversos e queixas técnicas feitas pelos usuários dos produtos e serviços de saúde. Também chamado de sistema de notificação voluntária, é a forma mais utilizada para obter informações sobre eventos adversos nas instituições de saúde do mundo inteiro, já que é mais simples e barato.

Para se estabelecer um sistema de notificações voluntárias, alguns passos devem ser seguidos:[7]

1. *Elaboração do instrumento de notificação*: a notificação pode se dar por diferentes meios (impresso, telefone, fax, intranet, internet). Atualmente, o meio mais utilizado pelos estabelecimentos de saúde é o meio impresso, que conta com um formulário a ser preenchido. O formulário deve ser de fácil preenchimento e apresentar informações claras. A forma de *check list* tende a dar velocidade e evitar dúvidas durante o preenchimento da ficha. Além disso, facilita a análise da notificação e reduz problemas de grafias ilegíveis. Ainda assim, a ficha deve conter um espaço para que o notificador descreva o evento adverso e faça suas observações, sendo, portanto, de livre preenchimento.
2. *Estabelecimento do fluxograma de notificação*: deve-se estabelecer para onde a notificação será enviada e como ela será analisada, contemplando todas as instâncias pelas quais deve passar.
3. *Divulgação do instrumento e do fluxograma*: é a parte que despende maior empenho, já que se devem educar os colaboradores do hospital para utilizar o instrumento e seguir o fluxograma predeterminado. Essa etapa pode ser feita junto à divulgação do serviço farmacêutico de farmacovigilância.

Cassiani et al.[7] sugerem que uma notificação de qualidade inclui, no mínimo, informações como:

- descrição de reação adversa, erro de medicação, quase erro ou outro evento adverso ou queixa técnica relacionados aos medicamentos, incluindo o tempo para o aparecimento dos primeiros sinais ou sintomas;
- o medicamento suspeito e a terapia concomitante (incluindo a dose, o número de lote e a via de administração);
- características do paciente (idade, raça, sexo, doença de base, comorbidades, antecedentes familiares da doença, e presença de outros fatores de risco);
- documentação do diagnóstico dos eventos, incluindo os métodos utilizados para obter o diagnóstico;

- consequência dos resultados do evento (por exemplo, hospitalização ou morte);
- medidas terapêuticas relevantes e dados laboratoriais.

No caso dos erros e quase erros, é importante a descrição da sequência de acontecimentos que levaram ao erro, e do ambiente de trabalho em que ocorreu o erro.

A extensão e a natureza do que é relatado variam muito de acordo com o incidente em questão, o tipo de sistema de relato, a cultura da instituição, a facilidade para enviar o relato, incentivos e obstáculos, entre outros fatores.[8]

Considerando que o sistema de notificações voluntárias ou vigilância passiva depende de os diferentes profissionais de saúde relatarem espontaneamente os problemas, esse sistema deve apresentar algumas características especiais que, segundo a OMS[9], são desejáveis para obtenção de sucesso (Tabela 11.1). Outras características são a simplicidade do instrumento de notificação, a redução do tempo necessário para a notificação e compromisso de retorno ao notificador.[8]

TABELA 11.1 Características desejáveis para sistemas de notificação de sucesso[9]

CARACTERÍSTICA	DESCRIÇÃO
Não punitiva	Notificadores livres de retaliação ou punição por terem notificado
Confidencialidade	A identificação do notificador nunca é revelada
Independência	O sistema de notificação é independente de qualquer autoridade com poder para punir
Análise por especialistas	As notificações são avaliadas por especialistas que entendam aspectos clínicos e reconheçam as possíveis causas do evento
Agilidade	As notificações são analisadas rapidamente e as recomendações são prontamente divulgadas para os interessados, especialmente nos casos graves
Foco no sistema	As recomendações incidem sobre as mudanças nos sistemas, processos ou produtos e não estão orientadas para o indivíduo
Sensibilidade	O setor que recebe as notificações dissemina as recomendações, e a organização de saúde compromete-se a implementá-la, sempre que possível

Charles Vincent[10] recomenda que os sistemas que utilizam papel sejam substituídos pelos sistemas eletrônicos, padronizando os formulários de notificações. A notificação por meio eletrônico tem se mostrado um método de fácil execução e passível de ser incorporado à rotina dos serviços, mas ainda não é factível na maior parte dos países, incluindo o Brasil.[11] A utilização da via eletrônica é ainda muito recente no nosso país e disponível em poucos hospitais, em sua maioria da região sudeste.

Seja qual for o instrumento utilizado, é de grande importância que os formulários de notificação sejam claros, simples e fáceis de preencher e que os profissionais sejam orientados sobre a importância desse registro e seu preenchimento correto e completo.

Os sistemas de notificações voluntárias oferecem muitas vantagens, como a facilidade de utilização, adaptável para diferentes realidades, além do baixo custo. Contudo, sua efetividade sempre estará diretamente ligada à taxa de notificação obtida, e, portanto, a subnotificação ainda é a maior desvantagem intrínseca deste sistema.[12-14] Estima-se que o método voluntário detecte apenas 5 a 10% de eventos adversos[16,17] e, por esse motivo, não é o ideal para quantificar os erros e eventos adversos,[10] já que pode levar a falsas conclusões de que um risco real está ausente, apresentando eficácia limitada pela dificuldade no estabelecimento da causalidade.[18-20]

As razões pelas quais os profissionais não notificam têm sido objeto de vários estudos, cuja finalidade é estudar as opiniões dos profissionais de saúde e as atitudes para o relato espontâneo de eventos adversos.[21-26] Um fator pode agravar ainda mais a subnotificação de eventos adversos: o foco na culpabilidade do profissional que esteve envolvido com o evento adverso, seja na prescrição de um medicamento que causou uma reação adversa, seja aquele que estava responsável pelo plantão no qual ocorreu uma administração de medicamento por via errada, por exemplo.

Na medida em que os sistemas de notificação são capazes de proteger os dados e garantir que estes não serão divulgadas publicamente, há maior possibilidade de envolvimento dos profissionais,[27] sendo este envolvimento fundamental para que se obtenham as informações a partir do sistema de vigilância passiva.

Pelo exposto, sistemas de vigilância ativa são desejáveis nos estabelecimentos de saúde, complementando os sistemas de vigilância passiva, porém requerem grande investimento, já que demandam maior número de profissionais alocados exclusivamente para essa atividade. Esses sistemas utilizam a busca ativa e monitoração intensiva, que se caracterizam por monitorar determinado risco ou tecnologia de saúde por um período de tempo definido, a fim de detectar ou prevenir a ocorrência de evento adverso relacionadas à assistência.

Para esse sistema, pode-se estabelecer rotina de monitoração e busca por prescrições, contendo o medicamento a ser monitorado, por exemplo. Instituições que possuem serviços de farmácia clínica estabelecidos podem se valer dessa condição e utilizá-los como aliados para monitoração de pacientes e medicamentos específicos.[2]

Um método do sistema de vigilância ativa é a monitoração intensiva, que pode ser retrospectiva, como análises de prontuários, ou prospectiva, sendo esta última conhecida como busca ativa, pois permite a detecção de novos sinais de riscos e eventos adversos,[28-31] contribuindo para aumentar a eficiência das notificações voluntárias, devido à detecção precoce de novos sinais, a familiarização dos profissionais de saúde com o diagnóstico de eventos adversos e a colaboração para a prevenção desses eventos e consequente redução dos custos com a saúde.[29]

Esse tipo de monitoração caracteriza-se por tratar de determinado risco ou tecnologia de saúde por um período de tempo definido, a fim de detectar ou prevenir a ocorrência de evento adverso relacionadas à prestação de serviços de saúde. Trata-se de um estudo de coorte observacional não intervencional, que se diferencia de um estudo clínico por não incluir ou excluir os sujeitos por critérios predefinidos, possibilitando estimar a incidência e os riscos de certos EA.[19,32]

A monitoração intensiva apresenta vantagens como o acesso a dados mais completos e confiáveis dos eventos relacionados que afetaram os pacientes, por meio de revisão de prontuário, de entrevista com o paciente e/ou profissionais de saúde e do monitoramento de uma base de dados para a coleta de informações sobre os pacientes, as prescrições e os eventos adversos.[28,31] Uma das limitações do método é a dificuldade de detectar os eventos adversos que não forem relatados pelos médicos nos prontuários[19,32] e não foram detectados pelos revisores,[11] o que pode subestimar a incidência destes eventos.[34]

O método de "garimpo" de dados, um tipo de monitoração intensiva prospectiva, é uma tendência em serviços de saúde de países desenvolvidos. Essa metodologia tem sido recomendada por diferentes autores por favorecer a detecção de mais eventos adversos potenciais e reais evitáveis, seja por prontuário eletrônico, exames laboratoriais ou outros sistemas informatizados de cada instituição.[35,36]

Outra estratégia proativa na vigilância de medicamentos é a revisão dos alertas locais e nacionais que são amplamente divulgados (por exemplo, em *websites* relacionados à vigilância sanitária, como o da Anvisa). As instituições podem determinar se o alerta se aplica a elas e tomar providências para evitar danos aos pacientes. Um exemplo é monitorar os produtos que têm seu uso suspenso pela Anvisa e verificar se está sendo distribuído em seu hospital.

Estudos demonstram que a implantação de sistemas computadorizados de informação em hospitais também pode ser uma importante ferramenta para detectar eventos adversos. Eles podem estar ligados a outros bancos de dados, como os de exames laboratoriais e prescrição eletrônica, que poderão servir de indicadores para uma busca automatizada por rastreadores, marcadores ou sinalizadores de potenciais eventos adversos, oferecendo dados mais confiáveis, além do cálculo de incidência dos eventos e dos custos.[37,38]

No entanto, há estudos que contestam a superioridade dos métodos de monitorização intensiva em relação ao de notificação voluntária. Um estudo detectou, por meio de revisão de prontuários, apenas 23% dos eventos adversos notificados em uma instituição de saúde.[39]

Outros estudos também constataram que o número de incidentes reportados voluntariamente foi maior do que os eventos adversos relatados nos prontuários dos pacientes.[40,41]

A implantação da metodologia ativa requer um grande investimento financeiro,[42] e tende a gerar um grande número de alertas que devem ser investigados para determinar se o sinal de alerta existe, exigindo quantidade adequada de recursos humanos, para que sejam analisados os alertas e não haja prejuízo da eficiência do processo como um todo.[43,44] Por esses motivos, a metodologia de monitoração intensiva torna-se uma realidade ainda muito distante de hospitais, especialmente em países como o Brasil[11] e em instituições públicas, e, por isso, pode-se estabelecer como principal método de obtenção da informação o relato voluntário.

Tendo em vista que 10% dos pacientes internados no hospital sofrem eventos adversos, o responsável pela farmacovigilância pode avaliar como um sucesso de participação dos profissionais quando o número de relatos recebidos se aproxima dessa estimativa. Se isso ocorrer, é porque a cultura de notificação foi estabelecida.[10]

Nas organizações de saúde, as notificações voluntárias são essenciais para a construção da cultura de aprendizagem, fundamento da cultura da segurança do paciente.[27,45] A notificação não é apenas um instrumento de relato sobre eventos adversos e desvios de qualidade, mas um mecanismo importante para a melhoria da segurança dos pacientes nos estabelecimentos de saúde e, por isso, é imperativo que sejam tomadas ações acerca dos problemas relatados, especialmente quando se trata de notificações sobre suspeitas de reações adversas, inefetividade terapêutica e desvios de qualidade (queixas técnicas) sobre medicamentos, que exigem agilidade na tomada de decisões frente aos diferentes problemas relatados.

Assim, após a obtenção da informação, ela deve ser avaliada. Neste sentido, quanto melhor for a qualidade da descrição dos eventos adversos nas notificações, mais precisa poderá ser a avaliação desses eventos.

Análise e Investigação do Relato

A identificação de oportunidades de melhoria é o principal objetivo do processo interno de investigação a partir das notificações de eventos adversos, e não apenas determinar a frequência com que estes eventos ocorrem. A exemplo da aviação civil, os relatos devem ser estimulados e, acima de tudo, devem embasar mudanças com foco em melhorias.[27,47]

Na medida em que o sistema de relato seja fortalecido e mais de uma notificação for recebida por dia, deve-se fazer uma triagem, determinando a prioridade da investigação, principalmente pela gravidade do evento adverso ocorrido ou do seu potencial para causar dano, no caso de queixas técnicas.

O processo investigativo pode ser orientado por um fluxograma preestabelecido e padronizado para cada tipo de notificação, a fim de definir como devem ser realizadas essas investigações, facilitando o processo, reduzindo o seu tempo, tornando-o mais completo e confiável. Esse fluxograma deve ser parte do manual de normas e rotinas do serviço, sendo elaborado de acordo com cada realidade. Por esse motivo, o estabelecimento deverá desenvolver seus próprios fluxogramas de investigação, que são dinâmicos, ou seja, devem ser aprimorados de acordo com as necessidades do ES e conhecimentos adquiridos.[46] Para cada tipo de notificação, um fluxograma pode ser desenvolvido, a fim de contemplar suas peculiaridades. Neste capítulo, estão demonstrados exemplos de três fluxogramas para investigação de inefetividade terapêutica, reações adversas e queixas técnicas.

Deficiências no processo investigativo comprometem a conclusão dos casos e as ações de melhoria contínua, pois vários são os fatores que podem favorecer a ocorrência de eventos adversos relacionados aos medicamentos. Portanto, um processo investigativo realizado com qualidade é fundamental para a tomada de decisões em farmacovigilância, fomentando ações corretivas e preventivas, promovendo, assim, a segurança dos pacientes.

A investigação deve considerar as falhas dos processos do seu ES antes de inferir ao produto o problema relatado. A hipótese de falha no processo deve ser descartada. São exemplos de falhas de processo do ciclo de medicamentos a contaminação por técnica de preparo inadequada, alteração de coloração por mau armazenamento do produto, precipitação por reconstituição do produto com diluente inadequado. Neste sentido, reforça-se a importância de um fluxograma padronizado para auxiliar na investigação, pois, para a detecção de problemas nos processos, nenhuma pergunta-chave pode ser negligenciada.

Para iniciar a investigação de qualquer notificação, devem-se considerar fatores como a qualidade da documentação (dados completos sobre o paciente, medicamento e descrição do evento) e a relevância da notificação (eventos adversos graves e não descritos devem ter prioridade de investigação). Outro fator que deve ser analisado é a causalidade do evento, ou seja, a probabilidade de o evento adverso ter sido causado por determinado medicamento.

Nos casos de suspeitas de RAM e inefetividade terapêutica, esses eventos podem ocorrer por problemas com a qualidade do medicamento, interações medicamentosas, uso inadequado, sensibilidade, resistência ou tolerância do paciente ao medicamento, conforme já discutido em outros capítulos.

A análise de eventos adversos como erros de medicação requer, em sua maioria, reuniões multidisciplinares para análise de causa raiz, metodologia recomendada para este tipo de evento. É um método reativo, porém, possibilita compreender o fato ocorrido para prevenir novos episódios.[7]

Analisados todos os parâmetros que podem influenciar para a ocorrência do evento adverso e descartadas as possibilidades de desvios no processo interno do ES, o profissional pode prosseguir com a investigação, questionando, então, o fabricante do medicamento.

Adicional e paralelamente, o órgão sanitário competente deve ser notificado, principalmente quando da ocorrência de eventos adversos graves e inesperados ou desvios de qualidade com alto potencial de dano, além de suspeita de fraude, falsificação, adulteração ou comercialização não regularizados.

Ações em Farmacovigilância

Cada relato exerce um papel importante no processo de aprendizagem, visto que, quando um incidente é notificado e reconhecido, este tende a não reicidir, desde que não seja ignorado pela equipe envolvida. Dessa forma, quando são aplicadas medidas preventivas e corretivas, há o aumento da qualidade, garantindo um serviço mais seguro e com menos riscos para a equipe de saúde e, principalmente, para o paciente.[47]

Após análise das notificações de suspeitas de efeitos adversos e queixas técnicas relacionados aos diferentes medicamentos, sugere-se que as decisões sejam tomadas de acordo com o tipo de problema relatado, com a gravidade, frequência com que ocorre e impacto econômico. Deve-se considerar o risco intrínseco ao medicamento e o risco da queixa notificada causar dano, ou seja, deve-se priorizar uma suspeita de contaminação em uma solução parenteral de grande volume em detrimento de uma falta de rótulo em um frasco de solução oral. Salienta-se que a priorização é um mecanismo importante quando se tem número de informações tal que se tenha de decidir entre uma ou outra informação para realizar a investigação. Entretanto, priorizar não significa negligenciar casos menos graves.

Algumas condutas diante das notificações devem ser padronizadas – por exemplo, se haverá interrupção do fornecimento do medicamento, como uma interdição, ou reprovação da marca para evitar novas aquisições. Deve-se ter consentimento da administração do estabelecimento de saúde sobre essas condutas, ou seja, as atribuições da farmacovigilância devem estar descritas e aprovadas pela administração, para que se tenha respaldo às ações tomadas.

Sugere-se, também, padronizar a maneira de se relacionar com os fornecedores e fabricantes dos medicamentos. Deve-se primar pela isonomia, ou seja, todos devem ter direito a conhecer os problemas relatados e ter direito à resposta, a qual pode ou não ser acatada pelo ES. Sugere-se que em momento algum seja revelado quem relatou, devendo ser preservada a identidade do notificador, a fim de evitar represálias, constrangimentos dos colaboradores em seu ambiente de trabalho. Caso isso aconteça, reduzirá a chance de esse funcionário notificar outra vez, o que prejudica o sistema passivo de notificações.[2]

Os dados sobre os diferentes fabricantes fornecidos pelas notificações devem ser utilizados como um dos critérios para a qualificação da marca e de seus fornecedores, aumentando a qualidade do processo de aquisição e até de seleção de medicamentos utilizados pelo estabelecimento de saúde, o que reduz riscos e aumenta a segurança da assistência prestada aos usuários dos sistemas de saúde brasileiros.

A divulgação de alertas da farmacovigilância é uma medida que pretende fortalecer o que se denomina sinal, ou seja, o alerta cujo objetivo é estimular novas notificações – o que sugere que o problema não foi pontual, devendo ser dada atenção especial aos casos notificados.

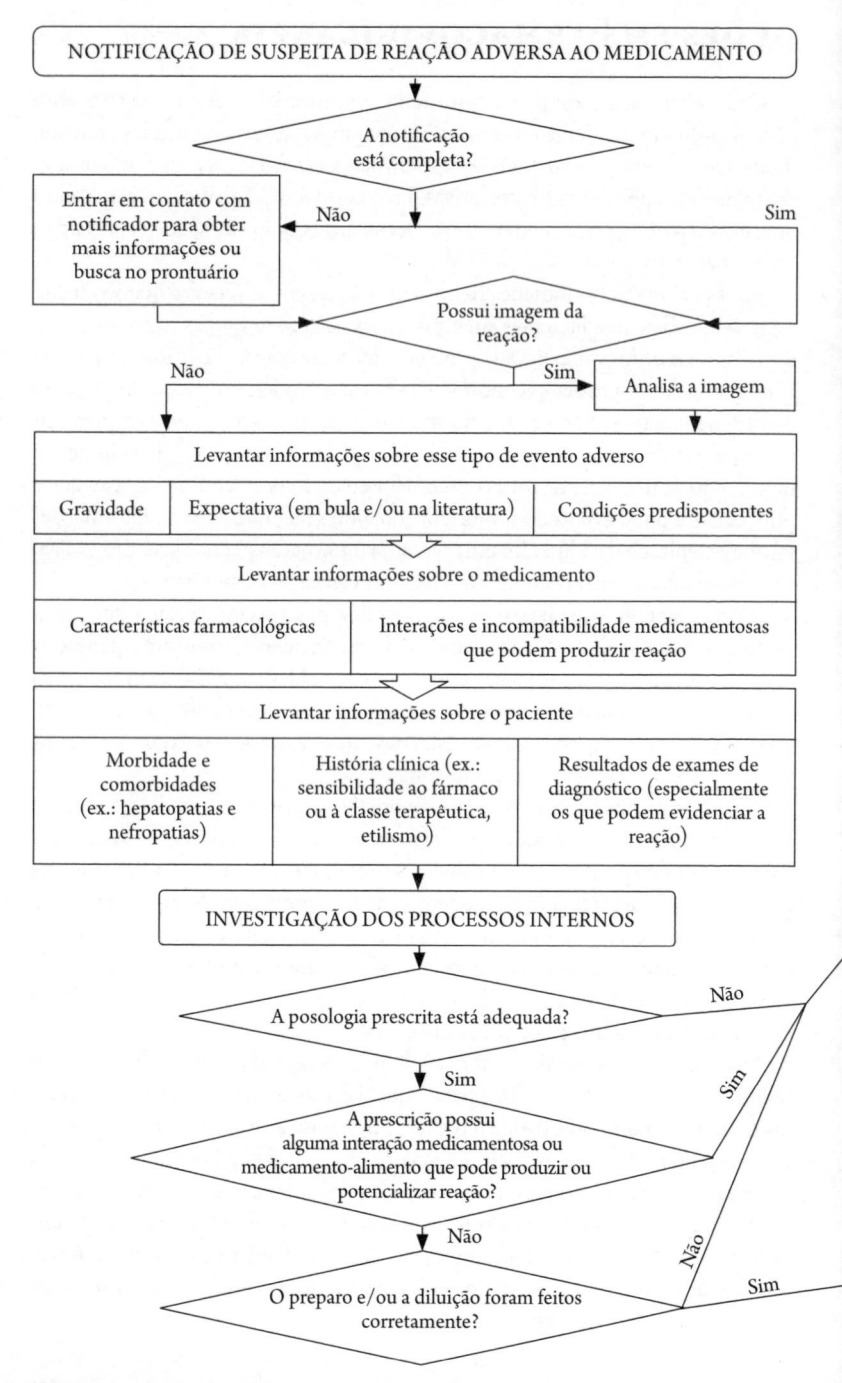

```
┌─────────────────────────────────────────────────────────────────┐
│  NOTIFICAÇÃO DE SUSPEITA DE REAÇÃO ADVERSA AO MEDICAMENTO       │
└─────────────────────────────────────────────────────────────────┘
                              ▼
                      ◇ A notificação
                        está completa? ◇
                       ╱              ╲
   ┌──────────────┐  Não              Sim
   │ Entrar em    │◀───                │
   │ contato com  │                    │
   │ notificador  │                    │
   │ para obter   │                    │
   │ mais         │                    │
   │ informações  │                    │
   │ ou busca no  │                    │
   │ prontuário   │                    │
   └──────────────┘                    │
           │                           │
           ▼                           ▼
                    ◇ Possui imagem da reação? ◇
                      ╱                    ╲
                    Não                    Sim ──▶ ┌──────────────┐
                     │                              │ Analisa a    │
                     │                              │ imagem       │
                     │◀─────────────────────────────└──────────────┘
                     ▼
```

Levantar informações sobre esse tipo de evento adverso

| Gravidade | Expectativa (em bula e/ou na literatura) | Condições predisponentes |

Levantar informações sobre o medicamento

| Características farmacológicas | Interações e incompatibilidade medicamentosas que podem produzir reação |

Levantar informações sobre o paciente

| Morbidade e comorbidades (ex.: hepatopatias e nefropatias) | História clínica (ex.: sensibilidade ao fármaco ou à classe terapêutica, etilismo) | Resultados de exames de diagnóstico (especialmente os que podem evidenciar a reação) |

┌───┐
│   INVESTIGAÇÃO DOS PROCESSOS INTERNOS   │
└───┘

◇ A posologia prescrita está adequada? ◇ ─── Não
              │
             Sim
              ▼
◇ A prescrição possui alguma interação medicamentosa ou medicamento-alimento que pode produzir ou potencializar reação? ◇ ─── Sim
              │
             Não
              ▼
◇ O preparo e/ou a diluição foram feitos corretamente? ◇ ─── Sim
              │
             Não

138 FARMACOVIGILÂNCIA

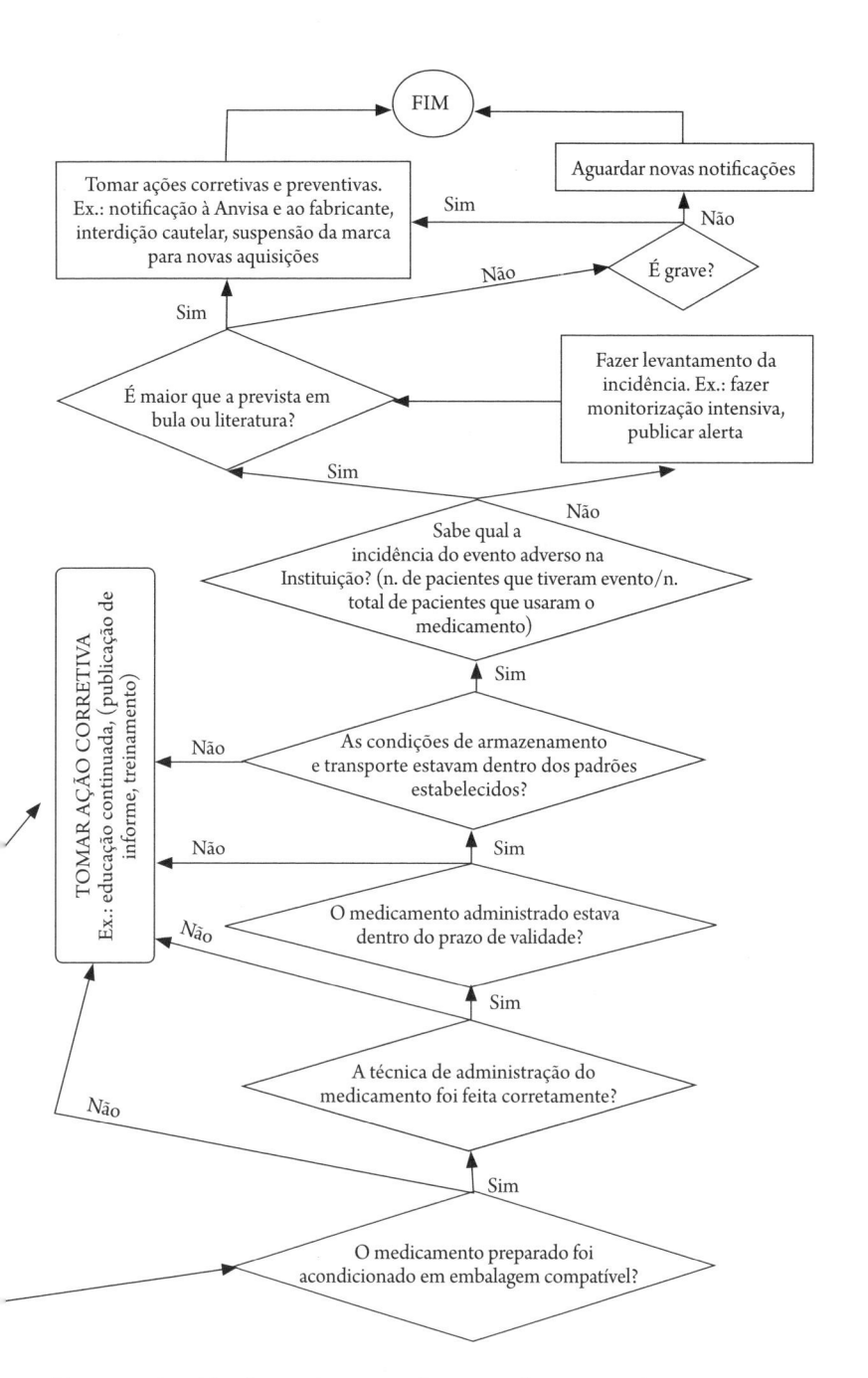

Figura 11.1 Notificação de suspeita de reação adversa ao medicamento.

Atividade de farmacovigilância   139

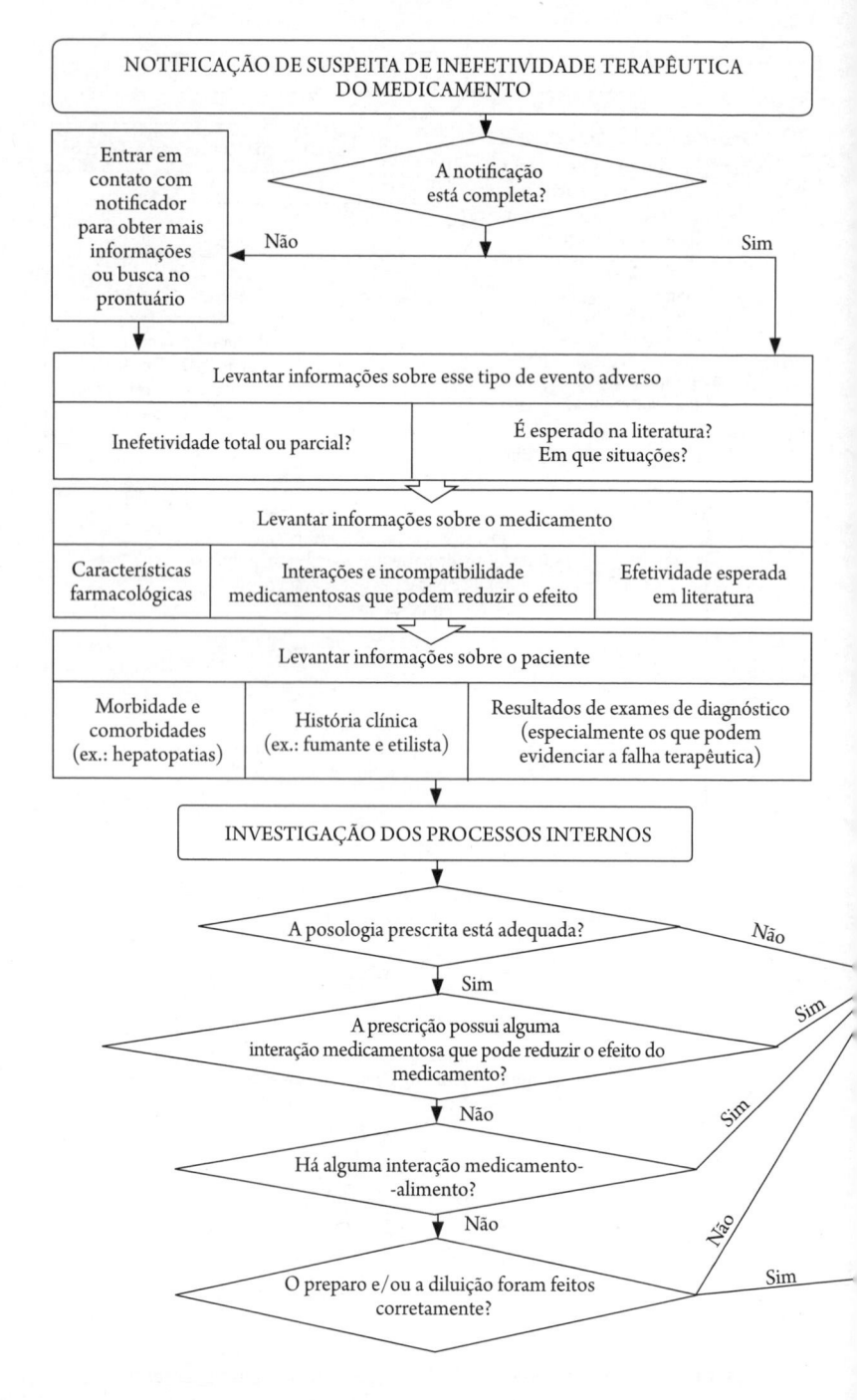

```
NOTIFICAÇÃO DE SUSPEITA DE INEFETIVIDADE TERAPÊUTICA
                    DO MEDICAMENTO
                              │
                              ▼
┌──────────────┐      ◇ A notificação
│ Entrar em    │◄─────  está completa?  ──────┐
│ contato com  │  Não                     Sim │
│ notificador  │                              │
│ para obter   │                              │
│ mais         │                              │
│ informações  │                              │
│ ou busca no  │                              │
│ prontuário   │                              │
└──────┬───────┘                              │
       │                                      │
       ▼                                      ▼
```

Levantar informações sobre esse tipo de evento adverso

| Inefetividade total ou parcial? | É esperado na literatura? Em que situações? |

Levantar informações sobre o medicamento

| Características farmacológicas | Interações e incompatibilidade medicamentosas que podem reduzir o efeito | Efetividade esperada em literatura |

Levantar informações sobre o paciente

| Morbidade e comorbidades (ex.: hepatopatias) | História clínica (ex.: fumante e etilista) | Resultados de exames de diagnóstico (especialmente os que podem evidenciar a falha terapêutica) |

INVESTIGAÇÃO DOS PROCESSOS INTERNOS

◇ A posologia prescrita está adequada? — Não
    │ Sim
    ▼
◇ A prescrição possui alguma interação medicamentosa que pode reduzir o efeito do medicamento? — Sim
    │ Não
    ▼
◇ Há alguma interação medicamento-alimento? — Sim
    │ Não
    ▼
◇ O preparo e/ou a diluição foram feitos corretamente? — Não / Sim

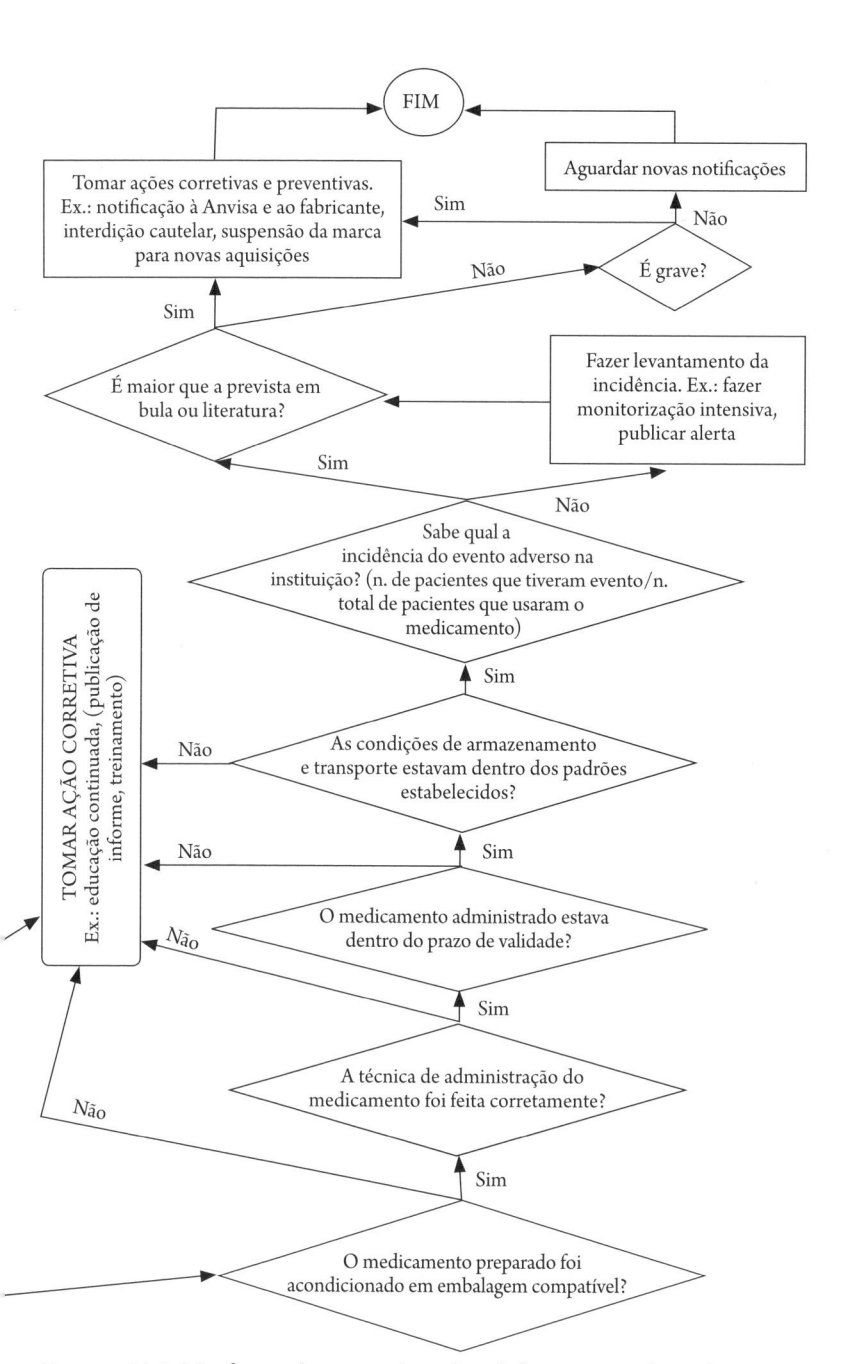

Figura 11.2 Notificação de suspeita de inefetividade terapêutica do medicamento.

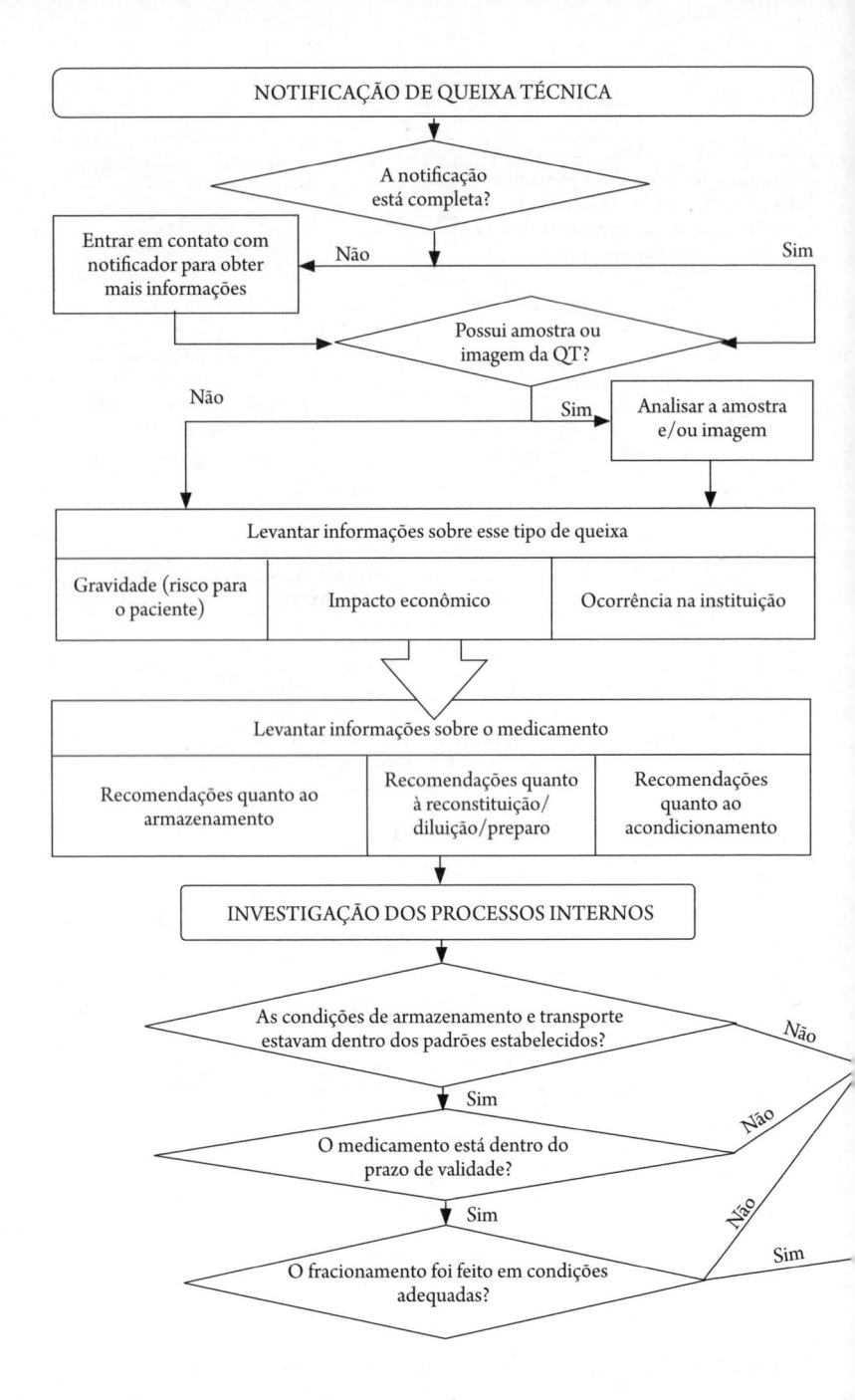

```
┌─────────────────────────────────────┐
│   NOTIFICAÇÃO DE QUEIXA TÉCNICA     │
└─────────────────────────────────────┘
                 ↓
         ◇ A notificação está completa? ◇
         
Não → Entrar em contato com notificador para obter mais informações
Sim ↓

         ◇ Possui amostra ou imagem da QT? ◇
         
Sim → Analisar a amostra e/ou imagem
Não ↓

Levantar informações sobre esse tipo de queixa
- Gravidade (risco para o paciente)
- Impacto econômico
- Ocorrência na instituição

⇓

Levantar informações sobre o medicamento
- Recomendações quanto ao armazenamento
- Recomendações quanto à reconstituição/diluição/preparo
- Recomendações quanto ao acondicionamento

↓

┌─────────────────────────────────────┐
│   INVESTIGAÇÃO DOS PROCESSOS INTERNOS │
└─────────────────────────────────────┘

◇ As condições de armazenamento e transporte estavam dentro dos padrões estabelecidos? ◇ → Não
Sim ↓

◇ O medicamento está dentro do prazo de validade? ◇ → Não
Sim ↓

◇ O fracionamento foi feito em condições adequadas? ◇ → Sim / Não
```

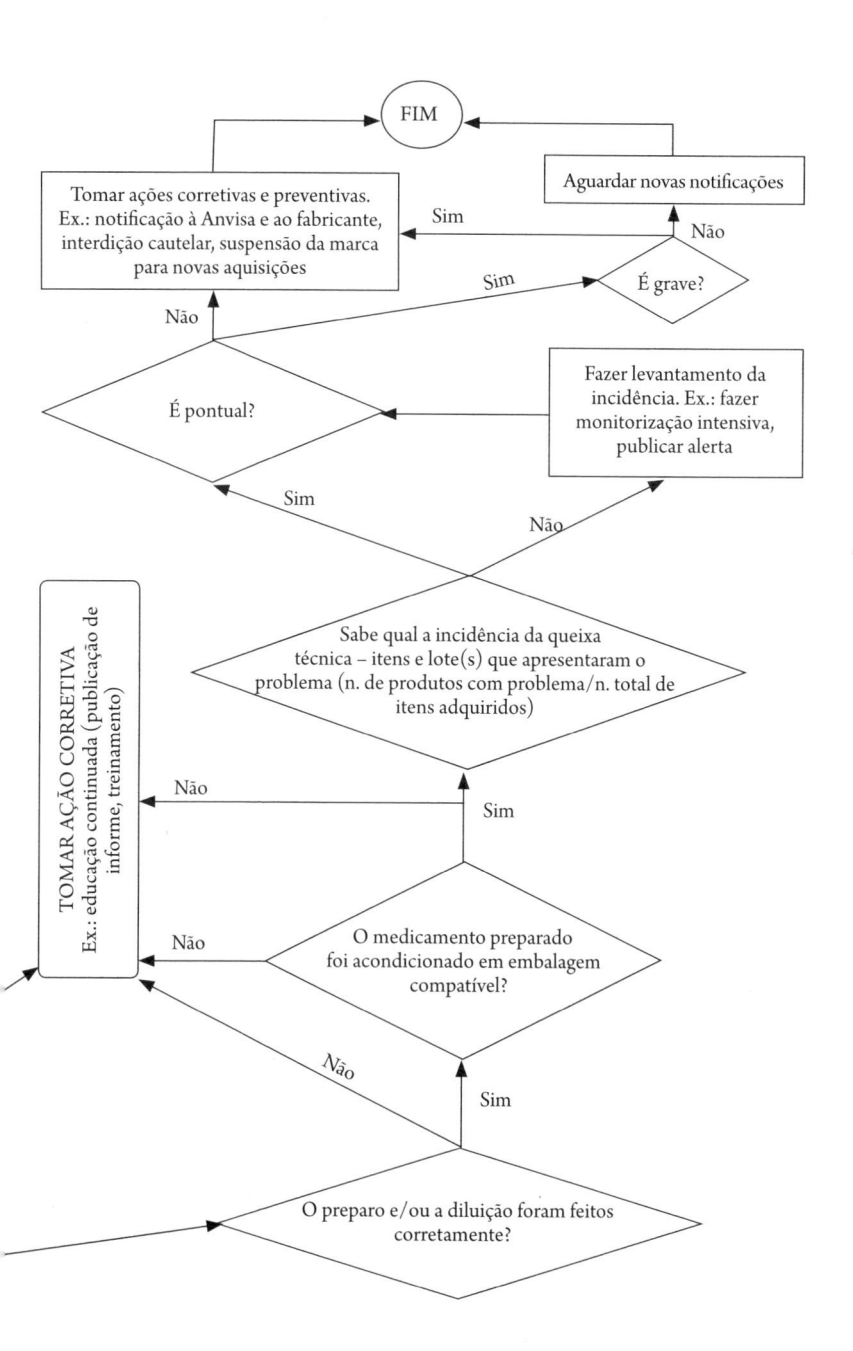

Figura 11.3 Notificação de queixa técnica.

Todas as ações realizadas devem ser devidamente documentadas. O que não está escrito não foi realizado. Há de se ter evidências. Além de descritas, a investigação, bem como as ações que derivaram dela, devem ser amplamente divulgadas na instituição, e mesmo que tenham sido identificados problemas em processos internos, estas devem ser publicadas em forma de alertas e informes, devendo ser encaminhados a todas as unidades envolvidas no processo de assistência ao paciente.

Após a finalização da investigação, a equipe de farmacovigilância deve encaminhar uma resposta ao notificador, como uma carta, e-mail ou até mesmo telefonema de agradecimento, informando as ações tomadas e o agradecendo pela notificação.

Por fim, após a realização das intervenções, deve haver o monitoramento dos resultados, a fim de saber se as intervenções foram efetivas. Caso não tenham sido, a equipe deverá desenvolver nova estratégia de gerenciamento dos riscos. Esse monitoramento deve ser contínuo, para que efeitos sazonais, como menor contingente de pessoal por férias, ou efeitos pontuais, como greves nas organizações, sejam também contemplados na avaliação dos resultados da efetividade e eficácia do método aplicado.[7]

Todas as ações em farmacovigilância têm como objetivo principal reduzir riscos na utilização dos medicamentos, aumentando a segurança dos pacientes. Na Tabela 11.2 podem ser observados outros resultados esperados e seus benefícios com a atividade de farmacovigilância.

TABELA 11.2 Alguns resultados esperados com a farmacovigilância[2]

RESULTADOS ESPERADOS	BENEFÍCIOS DOS RESULTADOS
Redução de custos e gastos com a saúde	Menor número de eventos adversos
	Menor número de hospitalizações ou de prolongamento das internações
	Menor *recall* com a aquisição de produtos de boa qualidade
	Recebimento de ressarcimentos de perdas por desvios de qualidade
Melhoria do processo de gestão dos medicamentos	Gera informações para auxiliar a Comissão de Farmácia e Terapêutica na inclusão e exclusão de medicamentos da padronização
	Gera informações para auxiliar na revisão dos processos de aquisição, como editais de compra
	Fornece informações que auxiliam no processo de seleção de fornecedores
Promoção da cultura de melhoria contínua	Aumenta senso crítico dos profissionais para identificação de falhas nos processos internos e execução de ações preventivas e corretivas

(continua)

TABELA 11.2 Alguns resultados esperados com a farmacovigilância[2] (continuação)

RESULTADOS ESPERADOS	BENEFÍCIOS DOS RESULTADOS
Ampliação da integração do farmacêutico às equipes multidisciplinares	A investigação e as ações coordenadas com outras áreas favorecem o aprendizado multidisciplinar
Atualização e capacitação dos profissionais de saúde	Gera informações sobre necessidade de treinamentos e capacitações, produção de material instrutivo, campanhas educativas
	Amplia a cultura pela qualidade e segurança dos pacientes
	Melhora o acesso a informações seguras e imparciais sobre medicamentos
Auxílio à regulação do mercado farmacêutico	As notificações encaminhadas aos órgãos de vigilância sanitária favorecem a regulação do mercado, tendendo a reduzir a comercialização de produtos de baixa qualidade
	A comunicação frequente com a indústria a responsabiliza por seus produtos e promove ações continuadas de melhorias
Redução de riscos de danos à imagem da instituição	Evitam-se eventos adversos graves que podem resultar em processos judiciais e difamação da instituição

Não há dúvidas de que as atividades de farmacovigilância são essenciais para a melhoria da qualidade dos medicamentos utilizados na assistência prestada ao paciente e, com isso, tem-se um cuidado mais seguro para a população. Sendo o medicamento a tecnologia mais utilizada pelos estabelecimentos de saúde, torna-se essencial realização da atividade de farmacovigilância atuante e efetiva nessas instituições, sendo o farmacêutico o profissional mais completo para coordená-la.

REFERÊNCIAS BIBLIOGRÁFICAS

1. Organização Mundial da Saúde. A importância da farmacovigilância. Monitorização da segurança dos medicamentos. Brasília. 2005. 48p.
2. Capucho HC. Farmacovigilância: qualidade e segurança da assistência em saúde. atualização farmacêutica. São Paulo: AstraZeneca; 2011. 1:1-15.
3. Sociedade Brasileira de Farmácia Hospitalar. Padrões Mínimos para Farmácia Hospitalar e Serviços de Saúde; 2008. 19p.

4. Agência Nacional de Vigilância Sanitária. Resolução n. 2, de 25 de janeiro de 2010. Dispõe sobre o gerenciamento de tecnologias em saúde em estabelecimentos de saúde. Diário Oficial da União. 26 jan 2010;Seção 1:79.
5. Agência Nacional de Vigilância Sanitária. Resolução n. 7, de 24 de fevereiro de 2010. Dispõe sobre os requisitos mínimos para funcionamento de Unidades de Terapia Intensiva e dá outras providências. Diário Oficial da União. 25 fev 2010;Seção 1:48.
6. Agência Nacional de Vigilância Sanitária. Resolução n. 4, de 10 de fevereiro de 2009. Dispõe sobre as normas de farmacovigilância para os detentores de registro de medicamentos de uso humano. Diário Oficial da União. 11 fev 2009;Seção 1:42.
7. Cassiani SHB, Miasso AI, Gabriel CS, Silva AEBC, Reis AMM, Oliveira RC, et al. Hospitais e medicamentos: impacto na segurança dos pacientes. São Caetano do Sul: Yendis; 2010. 183p.
8. Leape L. Reporting of adverse events. N Engl J Med. 2002;347:1633-8.
9. Who. World Alliance for Patient Safety. WHO Draft Guidelines for Adverse Event Reporting and Learning Systems From information to action; 2005. 76p.
10. Vincent C. Segurança do paciente. Orientações para evitar eventos adversos. São Caetano do Sul: Yendis;. 2009. 324p.
11. Mendes W, Travassos C, Martins M, Noronha JC. Revisão dos estudos de avaliação da ocorrência de eventos adversos em hospitais. Revista Brasileira de Epidemiologia. 2005;8(4):393-406.
12. Wilhom BE, Olsson S, Moore N, Wood S. Spontaneous reporting systems outside the United States. In: Strom BL, editor. Pharmacoepidemiology. Philadelfia: Wiley; 1994. p. 138-55.
13. Cosentino M, Leoni O, Banfi F, Lecchini S, Frigo G. Attitudes to adverse drug reaction reporting by medical practitioners in a Northern Italian District. Pharmacological Research. 1997;35(2):85-8.
14. Torelló IJ, Castillo FJR, Laínez MM, García MM, Arias GA. Reactiones adversas a medicamentos notificadas por los médicos de atencion primaria de Andalucía. Análisis de la infranotificación. Atencion Primaria. 1994,13:307-11.
15. Barach P, Small SD. Reporting and preventing medical mishaps: lessons from nonmedical near miss reporting systems. BMJ. 2000;320:759-63.
16. Vincent C, Stanhope N, Crowley-Murphy M. Reasons for not reporting adverse incidents: An empirical study. Journal of Evaluation in Clinical Practice. 1999,5:13-21.
17. Carleton BC, Smith MA, Gelin MN, Heathcote SC. Paediatric adverse drug reaction reporting: understanding and future directions. Canadian Journal of Clinical Pharmacology 2007;14: 45-57.
18. Bracchi RCG, Houghton J, Woods FJ, Thomas S, Simon AS, Routledge PA. A distance-learning programme in pharmacovigilance linked to educational

credits is associated with improve dreporting of suspected adverse drug reactions via the UK yellow card scheme. British Journal of Clinical Pharmacology. 2005;60(2):221-3.
19. Härmark L, Grootheest AC. Pharmacovigilance: methods, recent developments and future perspectives. Eur J Clin Pharmacol. 2008;64:743-52.
20. Shakir SA. Thoughts on signal detection in pharmacovigilance. Drug Saf. 2007;30(7):603-6.
21. Figueiras A, Tato F, Fontainas J, Gestal-Otero JJ. Influence of physicians' attitudes on reporting adverse drug events. Med Car. 1999;37:809-14.
22. Eland IA, Belton KJ, Van-Grootheest AC, Meiners AP, Rawlins MD, Stricker BHC. Attitudinal survey of voluntary reporting of adverse drug reactions. Br J Clin Pharmacol. 2009;48:623-7.
23. Green CF, Mottram DR, Rowe PH, Pirmohamed M. Attitudes and knowledge of hospital pharmacists to adverse drug reaction reporting. British Journal of Clinical Pharmacology. 2001;51(1):81-6.
24. Herdeiro MT, Figueiras A, Polónia J, Gestal-Otero JJ. Physicians' attitudes and adverse drug reaction reporting: a case-control study in Portugal. Drug Safety. 2005;28:825-33.
25. Ribeiro-Vaz I, Herdeiro MT, Polonia J, Figueiras A. Estratégias para aumentar a sensibilidade da farmacovigilância em Portugal. Rev Saúde Pública. 2011;45(1):129-35.
26. Herdeiro MT, Figueiras A, Polónia J, Gestal-Otero JJ. Influence of pharmacists' attitudes on adverse drug reaction reporting: a case-control study in Portugal. Drug Saf. 2006;29(4):331-40.
27. Andrés JMA. Acerca de los sistemas de notificación y registro de sucesos adversos. Revista de Calidad Asistencial. 2010;24(1):1-2.
28. Mazzeo F, Capuano A, Avolio A, Filippelli A, Rossi F. Hospital-based intensive monitoring of antibiotic-induced adverse events in a university hospital. Pharmacological Research. 2005;51:269-74.
29. Härmark L, Kabel JS, Puijenbroek EP, Grootheet EP, Grootheest AC. Web-based intensive monitoring, a new patient based tool for early signal detection. Drug Safety. 2006;29(10):911-1010.
30. Mendes W, Travassos C, Martins M, Marques PM. Adaptação dos instrumentos de avaliação de eventos adversos para uso em hospitais brasileiros. Revista Brasileira de Epidemiologia. 2008;11(1):55-66.
31. OMS. Organização Mundial da Saúde. A importância da farmacovigilância. Monitorização da segurança dos medicamentos. Brasília: Opas/OMS; 2005. 48p.
32. Wise L, Parkinson J, Raine J, Breckenridge A. New approaches to drug safety: a pharmacovigilance tool kit. Nature Reviews Drug Discovery 2009;8:779-82.
33. Fonteles MMF, Francelino EV, Santos LKX, Silva KM, Siqueira R, Viana GSB, et al. Reações adversas causadas por fármacos que atuam no sistema nervoso:

análise de registros de um centro de farmacovigilância do Brasil. Revista de Psiquiatria Clínica. 2009;36(4):137-44.

34. Ramirez E, Carcas AJ, Borobia AM, Lei SH, Piñana E, Fudio S, et al. A pharmacovigilance program from laboratory signals for the detection and reporting of serious adverse drug reactions in hospitalized patients. Clinical Pharmacology & Therapeutics. 2010;87(1):74-86.

35. Dormann H, Criegee-Rieck M, Neubert A, Egger T, Levy M, Hahn EG, et al. Implementation of a computer-assisted monitoring system for the detection of adverse drug reactions in gastroenterology. Alimentary Pharmacology & Therapeutics. 2004;19:303-9.

36. Vallejos A. Reacciones adversas por antibióticos em uma unidad de cuidado intensivo pediátrico y neonatal em Bogotá. Biomédica 2007;27: 66-75.

37. Lindquist M. Data quality management in Pharmacovigilance. Drug Safety. 2004;27(12):857-70.

38. Thürmann PA. Methods and systems to detect adverse drug reactions in hospitals. Drug Safety. 2001;24(13):961-8.

39. Stanhope N, Crowley-Murphy M, Vincent C, O'Connor AM, Taylor-Adams SE. An evaluation of adverse incident reporting. Journal of Evaluation in Clinical Practice. 1999;5(1):5-12.

40. Bartolomé A, Gómez-Arnau JI, del Valle SG, González-Arévalo A, Santa-Úrsula JA, Hidalgo I. Seguridad del paciente y sistemas de comunicación de incidentes. Rev Calidad Asistencial. 2005;20(4):228-34.

41. Beckmann U, Bohringer C, Carless R, Gillies DM, Runciman WB, Wu AW, et al. Evaluation of two methods for quality improvement in intensive care: facilitated incident monitoring and retrospective medical chart review. Crit Care Med. 2003;31:1277-88.

42. Bates DW, Evans RS, Murffy H, Sterson PD, Pizziferri L, Hriocsack G. Policy and the future of adverse event detection using information technology. J Am Med Inform Assoc. 2003;10(2):226-8.

43. Brown JS, Kulldorff M, Chan KA, Davis RL, Graham D, Pettus PT, et al. Early detection of adverse drug events within population-based health networks: application of sequential testing methods. Pharmacoepidemiology and Drug Safety. 2007;16:1275-84.

44. García AS, Barrera JC, Pavón MJV, Márquez ER, Miguel SC, Rodríguez IV, et al. Detection of adverse drug reactions through the minimum basic data set. Pharmacy World & Science. 2010;32 (3).

45. Simons SL. When Bad Things Happen: Assisting With Investigations. Newborn & Infant Nursing Reviews 2010;10 (3):144-50.

46. Capucho HC. Processos investigativos em farmacovigilância [encarte]. Pharmacia Brasileira. 2008;67:1-12.

47. Capucho HC. Estruturando um programa de segurança do paciente. Revista Fornecedores Hospitalares. São Paulo: Saúde Business School; 2011. p. 39-46.

12

Estímulo ao relato espontâneo:

a experiência de um hospital de ensino da rede sentinela

Helaine Carneiro Capucho

Susana Branquinho

Lílian Vannucci dos Reis

Wilson Moraes Góes

Maria Eulália Lessa do Valle Dallora

Introdução

No capítulo anterior, foram apresentados os diferentes métodos de notificação e discutida a dificuldade de obter dados a respeito do desempenho do uso de medicamentos em serviços de saúde por meio da metodologia de notificação voluntária. Conforme visto, muitas instituições de saúde e até agências regulatórias em todo o mundo têm tentado estimular o envio voluntário de notificações.

Neste capítulo, pretendemos demonstrar o que um hospital público brasileiro tem feito para minimizar a subnotificação e estimular a notificação voluntária de farmacovigilância e outras vigilâncias de produtos e processos, além de demonstrar o que é feito com essas notificações.

O Hospital das Clínicas da Faculdade de Medicina de Ribeirão Preto da Universidade de São Paulo (HCFMRP-USP) integra a Rede Brasileira de Hospitais Sentinelas desde 2001, ano em que se iniciou este projeto no Brasil. Trata-se de um hospital de ensino integrado ao SUS, de porte especial, que possui 866 leitos ativos e que se destaca na promoção e assistência à saúde de toda a região de Ribeirão Preto. Esse hospital conta com mais de 5 mil funcionários, é referência para atendimentos de alta complexidade e destaca-se por realizar transplantes como o de medula óssea, cirurgias cardíacas e neurocirurgias.

O HCFMRP-USP tem como missão desenvolver e praticar a assistência, o ensino e a pesquisa em saúde, por meio da busca permanente da excelência, contribuindo para a melhoria da qualidade de vida da população. Foi pioneiro entre os hospitais públicos brasileiros ao criar o Comitê de Segurança do Paciente, em 2007. Atualmente, possui 36 salas cirúrgicas, 428 consultórios/salas de atendimento e atende mais de 3 mil pacientes diariamente.

No HCFMRP-USP, a farmacovigilância é uma atividade de responsabilidade do Serviço de Gerenciamento de Riscos e Segurança do Paciente (GR).

O GR iniciou seus trabalhos com o escopo proposto pela Agência Nacional de Vigilância Sanitária (Anvisa), ou seja, a vigilância pós-comercialização de produtos sob regulação sanitária. Em 2007, o Gerenciamento de Riscos participou da criação do Comitê de Segurança do Paciente, quando outros eventos adversos, os relacionados aos processos assistenciais, passaram a ser notificados por toda a instituição. No ano de 2009, o GR passou a administrar o Comitê de Segurança do Paciente, e este, por sua vez, tornou-se um assessor desse gerenciamento, determinando políticas e diretrizes para a promoção de uma cultura hospitalar voltada para a segurança dos pacientes, por meio do planejamento, desenvolvimento, controle e avaliação de processos assistenciais. Assim, tornou-se mais uma atividade do serviço o gerenciamento dos riscos e eventos adversos oriundos de processos assistenciais.

```
┌─────────────┐    ┌──────────────────────┐
│  Comitê de  │    │     Serviço de       │
│ Segurança do├────┤ Gerenciamento de Riscos │
│   Paciente  │    │ e Segurança do Paciente │
└──────┬──────┘    └──────────────────────┘
       │
   ┌───┴────┐
   │Subcomitês│
   └────────┘
```

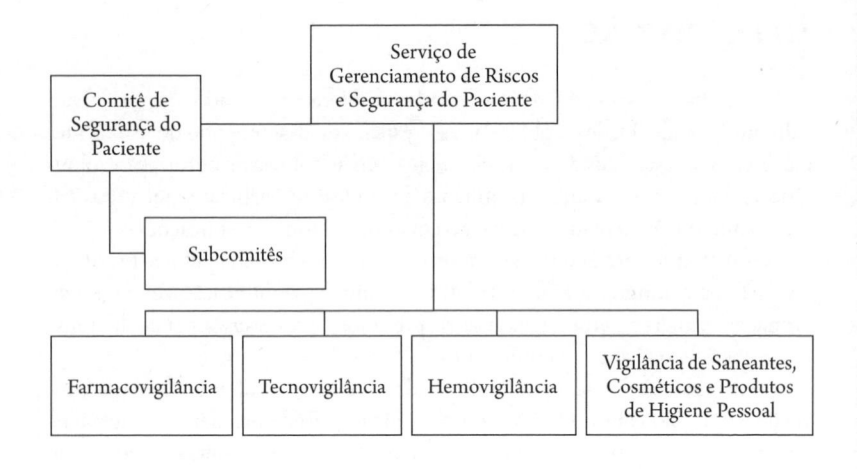

| Farmacovigilância | Tecnovigilância | Hemovigilância | Vigilância de Saneantes, Cosméticos e Produtos de Higiene Pessoal |

FIGURA 12.1 Organograma simplificado do Serviço de Gerenciamento de Riscos e Segurança do Paciente do HCFMRP-USP.

No HCRP, são atribuições do GR, durante a realização de atividades de prevenção, detecção, avaliação, compreensão e intervenção de efeitos adversos ou quaisquer problemas relacionados a medicamentos e outros produtos para saúde:

- estimular as notificações na instituição;
- avaliar as notificações;
- notificar à Anvisa todos os efeitos adversos ou quaisquer problemas relacionados a medicamentos e outros produtos para saúde identificados;
- divulgar informações e alertas internos para evitar que novos efeitos adversos ou problemas relacionados a medicamentos e outros produtos para saúde aconteçam;
- traçar medidas preventivas e corretivas, como educação continuada, publicação de alertas, informes e boletins, interdição de lotes, reprovação e suspensão de marcas de medicamentos e outros produtos para saúde, além de acompanhar o processo após a intervenção;
- realizar palestras, oficinas de trabalho e treinamentos para o público interno a fim de disseminar informações sobre as ações corretivas e preventivas adotadas pelo gerenciamento de risco, além da importância das notificações;
- estabelecer indicadores de desempenho do serviço e da qualidade dos produtos utilizados no hospital.

Enquanto hospital sentinela, o Gerenciamento de Riscos tem as seguintes atribuições:[1]

- desenvolver atividades de vigilância sanitária hospitalar proposta pela Anvisa, com o objetivo de detectar, avaliar, compreender e prevenir efeitos adversos ou quaisquer problemas relacionados a medicamentos e outros produtos para saúde, como vacinas, imunoglobulinas, artigos médico-hospitalares, equipamentos médicos e saneantes (vigilância pós-comercialização);
- agir como instância responsável pela notificação de eventos adversos, divulgação e tomada de providências institucionais relativas a alertas disparados pelos órgãos reguladores e respostas às solicitações da Anvisa de intensificação de sinais;
- utilizar o sistema de notificações de vigilância sanitária (Notivisa) para notificações de desvios de qualidade ou reações adversas a produtos de saúde, sangue, hemocomponentes, hemoderivados e saneantes;
- notificar imediatamente à Anvisa quando da suspeita de surtos de infecções e de eventos adversos relacionados a produtos de saúde;
- disseminar os preceitos do projeto Hospitais Sentinela (PHS) da Anvisa e divulgar resultados de suas ações;
- consolidar a rede nacional de hospitais (rede sentinela) para troca de experiências em assuntos pertinentes à tecnovigilância, farmacovigilância, hemovigilância e vigilância de saneantes, visando a maiores qualidade e segurança na assistência prestada ao paciente;
- desenvolver planos de melhoria hospitalar baseado em temas estipulados pela Anvisa;
- participar dos encontros nacionais de gerentes de risco e profissionais das gerências de risco;
- participar de encontros de trabalho e projetos relacionados a gerenciamento de risco programados pela Anvisa;
- priorizar as ações de gerenciamento de risco nas áreas de apoio dos serviços de saúde;
- contemplar diretrizes do PHS no estabelecimento de metas de qualidade do hospital;
- enviar trabalhos ou propostas de temas de interesse para discussão;
- divulgar ações da gerência de risco em boletim ou outra mídia;
- elaborar e encaminhar à Anvisa relatórios periódicos da implantação dos planos de melhoria hospitalar e ações do GR.

O GR, no final do ano de 2006, constatou que, comparado com o que refere a literatura, havia um baixíssimo número de notificações a respeito dos eventos adversos relacionados ao uso de medicamentos no hospital, uma média de seis notificações por mês.

Para mudar esse dado, naquela época, foi intensificada a divulgação do PHS com o chamado "boca a boca", quando a equipe do GR dirigiu-se aos diferentes setores para conversar com os diversos profissionais de saúde sobre o papel do HCFMRP-USP na rede sentinela.

Também foram realizadas palestras com o título "Hospitais Sentinela: o que eu tenho com isso?", para que fossem feitas a divulgação e o diagnóstico sobre o conhecimento dos colaboradores a respeito do PHS. Foram quatro palestras, em horários diferentes, tendo um total de 200 participantes. Apenas nove deles sabiam que o hospital fazia parte do projeto. A partir dessa informação, iniciou-se um trabalho intenso de divulgação do PHS e do serviço do GR, com o intuito de fortalecer e estimular a participação dos colaboradores, principalmente notificando os problemas com produtos de saúde, sejam eventos adversos e outros incidentes, sejam queixas técnicas.

Os resultados apareceram rapidamente. Nos dois últimos meses do ano houve aumento dos relatos e a média mensal passou para 8,5 notificações. Em janeiro de 2007, o número de notificações de farmacovigilância cresceu em 260% com relação à média de 2006.

Embora o resultado tenha sido obtido rapidamente, era sabido que ainda assim havia subnotificação e vários colaboradores não tinham sido atingidos pelas primeiras intervenções. Foi necessário planejamento para as ações no ano de 2007, e optou-se por utilizar estratégias de marketing para a divulgação do serviço.

2007: Divulgação do Serviço de Gerenciamento de Riscos e Segurança do Paciente

As ações de promoção da cultura de notificação iniciaram-se no período de maio e junho de 2007, com a divulgação da marca da Rede Sentinela e do serviço prestado pelo GR, com as seguintes estratégias:

- Descerramento da placa "Este Hospital participa de Rede Sentinela", que mede 1 m², nas entradas de funcionários das duas unidades do HCFMRP-USP.
- Divulgação do GR e seus resultados em eventos internos, com apresentação oral e em pôster.
- Organização de evento no qual foram discutidas a segurança do paciente e a importância da notificação. Na abertura desse evento, os maiores notificadores do Hospital receberam um prêmio pela sua colaboração com o projeto. Foram sete premiados de diferentes setores, sendo enfermeiros e farmacêuticos. O prêmio foi um jaleco com o símbolo da Rede Sentinela bordado na manga (Figura 12.2). Ele foi escolhido por se tratar de um bem durável, o qual é usado no ambiente de traba-

lho, divulgando, assim, a marca Sentinela também por "boca a boca", já que os colegas perguntam como e por que aquele funcionário foi contemplado com este bem.

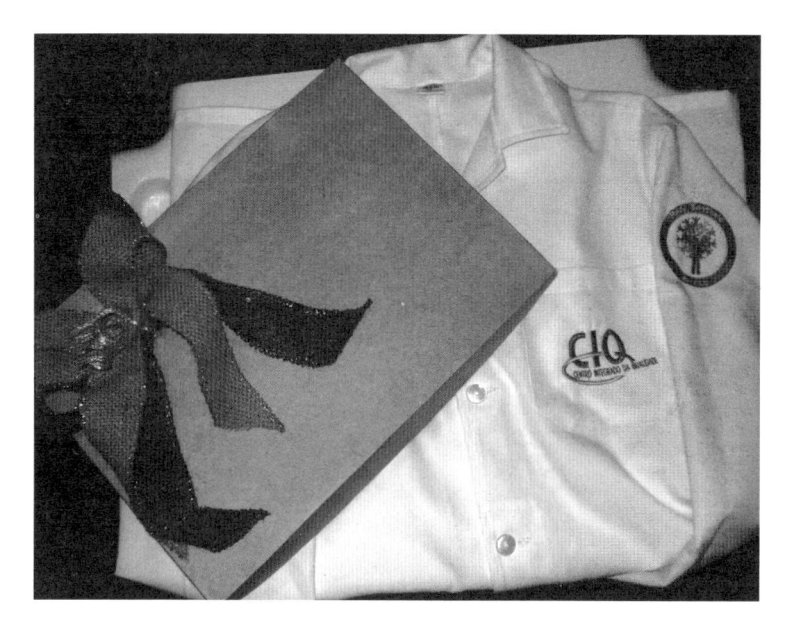

Figura 12.2 Prêmio para os maiores notificadores do HCFMRP-USP em 2007 e 2008.

Ainda em 2007, foi lançada a *Cartilha do Gerenciamento de Riscos*, com o intuito de esclarecer dúvidas a respeito do PHS e sobre como e o que notificar.

A intenção de todas essas ações foi incutir a ideia de que o Gerenciamento de Riscos apenas coordena o PHS na instituição, pois os sentinelas eram todos os funcionários do Hospital.

No restante do ano de 2007, foram continuadas as ações para divulgação, utilizando estratégias como:

- Sensibilização dos novos funcionários, ministrando aulas durante o seu treinamento admissional. Essa é uma atividade que se repete até hoje.
- Sensibilização dos funcionários em prol da notificação de incidentes com a inserção de estagiários do GR nos diversos setores do hospital, levando até os colaboradores a cartilha (Figura 12.3a), explicando o que é o projeto e dando exemplos de incidentes notificáveis.

- Lançamento do primeiro número do *Boletim Sentinela* do HCFMRP-USP, em setembro de 2007 (Figura 12.3b). O boletim tem conquistado cada vez mais leitores em suas edições, que são publicadas periodicamente.
- Divulgação, na coluna "HC Notifica" do *Boletim Sentinela*, de foto do(s) colaborador(es) destaque(s), ou seja, que mais notificaram no período, o que é um incentivo para que outros notifiquem.

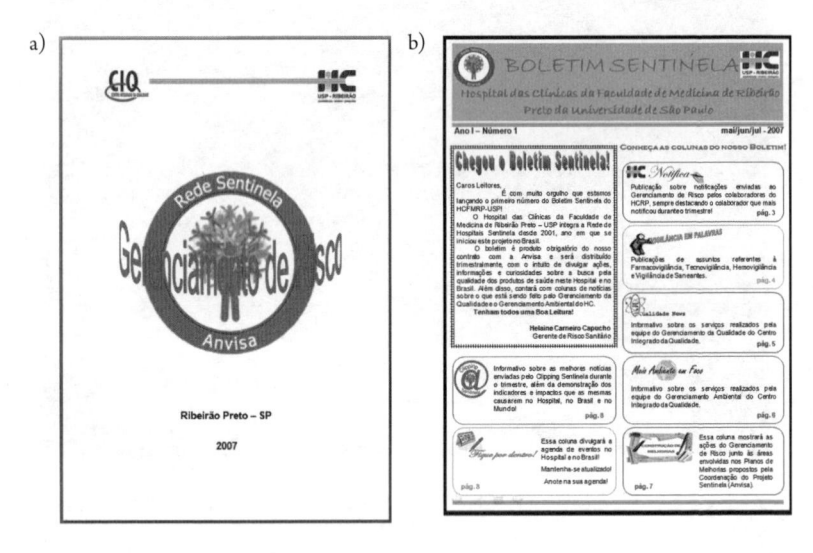

FIGURA 12.3 Publicações do gerenciamento de riscos para educação continuada: *Cartilha do Gerenciamento de Riscos* (a) e *Boletim Sentinela* (b).

A média mensal de notificações no ano de 2007 cresceu significativamente em relação aos anos anteriores, especialmente as relacionadas ao uso de medicamentos, ou seja, as de farmacovigilância, que aumentaram em 182% com relação a 2006 e 300% em relação a 2005.

Outros acontecimentos contribuíram para o resultado positivo: a constituição do Comitê de Segurança do Paciente na Assistência à Saúde e a adesão do Hospital ao programa de qualidade hospitalar, o compromisso com qualidade hospitalar (CQH). Esses fatos estimularam os colaboradores, pois trouxeram discussões contínuas acerca da qualidade dos processos para a segurança da assistência prestada aos pacientes.

O comitê era responsável por monitorar erros de medicação, incidentes em saúde que estão contemplados no conceito de farmacovigilância e, até então, não faziam parte do escopo do sistema institucional de notificações do HCRP.

Apesar dos resultados positivos em 2007, a equipe do GR sabia que ainda havia subnotificação, o que impedia ação mais efetiva do Gerenciamento de Riscos na prevenção de eventos adversos.

Para tanto, foi feito o diagrama de causa e efeito para este problema (Figura 12.4), quando se identificou, dentre outras coisas, que fazer aulas com exposição de multimídia em sala de aula não era a melhor estratégia, já que o ritmo do ambiente hospitalar não favorece a saída do colaborador de sua área de trabalho.

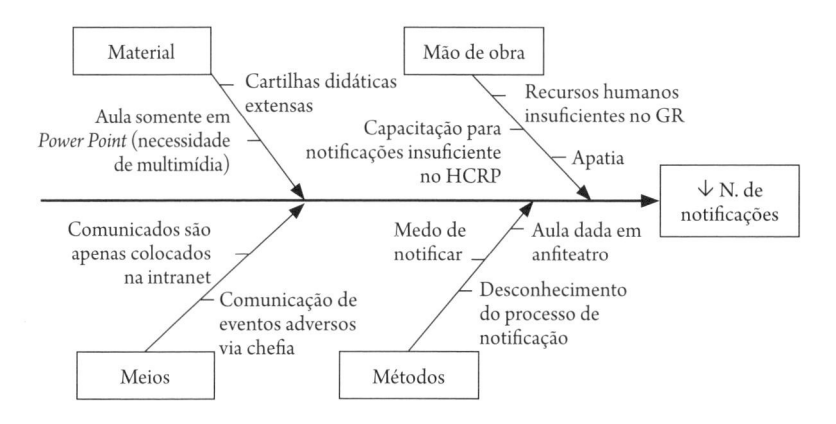

Figura 12.4 Diagrama de causa e efeito sobre o problema de subnotificação no HCFMRP-USP.

A partir de então, a estratégia utilizada para ampliar o número de notificações no ano de 2008 foi a Campanha "Notifica, HC!".

2008: Utilização de Campanhas Educativas para a Promoção do Relato Espontâneo

A Campanha "Notifica HC!" foi composta por várias ações do GR, das quais se destacam:

- confecção de 3 mil cartilhas de bolso de leitura rápida sobre o que e como notificar;
- confecção de mais de 4 mil brindes com o tema: "Notifica, HC!";

- premiação dos maiores notificadores durante a Semana da Qualidade do HCFMRP-USP, assim como em 2007;
- elaboração de aula itinerante, em *flip chart*;
- execução das aulas itinerantes em diversos setores do hospital, nos três turnos: manhã, tarde e noite.

Essas duas últimas ações foram o principal diferencial da campanha "Notifica, HC!", já que a aula era levada até os colaboradores, inclusive dentro de áreas de acesso restrito como o Bloco Cirúrgico. Para tanto, a aula que anteriormente era apresentada com multimídia, em *Power Point*, foi impressa e fixada em *flip chart*, no qual foram colocadas rodinhas a fim de facilitar seu transporte pela equipe até às áreas de interesse.

Cartazes foram afixados em cada área, divulgando os horários das aulas, que foram vários em cada período de trabalho. Isso só foi possível porque o GR teve o apoio de todas as áreas. Após a aula, além de cartilhas de bolso contendo informações de leitura rápida e de fácil entendimento, eram distribuídos brindes, como porta-canetas e canetas contendo a informação "Notifique!" e cordões para crachá com a frase "Eu notifico!". A distribuição desses brindes reforçou a importância e valorizou o ato de notificar, que no HC, é tido como ato de cidadania.

Ao analisar o perfil de notificações recebidas pelo GR no ano de 2008, percebe-se claramente o impacto que a campanha teve (Figura 12.5), ficando evidente para a equipe do GR a importância de realizar campanhas para a motivação dos colaboradores para a notificação. Não só houve o aumento do número de relatos, mas também pôde-se perceber, empiricamente, o aumento da qualidade das informações enviadas e da proporção de eventos adversos relacionados aos medicamentos, como reações adversas e suspeitas de inefetividade terapêutica, em relação às queixas técnicas. Apesar de ter havido uma queda no número de notificações após setembro, a campanha foi exitosa, pois, em 2008, o número de notificações sobre eventos adversos relacionados aos medicamentos dobrou em relação a 2007.

Estudos têm mostrado que é natural a diminuição do número de notificações tempos depois da aplicação das intervenções educativas e que os relatos estão diretamente relacionados às atitudes dos profissionais perante a notificação.[2-5] Por isso, campanhas como esta devem ser realizadas periodicamente para manutenção do envolvimento dos colaboradores, além da conquista de novos notificadores. Além disso, devem ser focadas nas características do público-alvo, procurando a mudança de atitude, estimulando-os permanentemente para o relato. Conquistada a manutenção do número de notificações, pôde-se dizer que está implementada a cultura pela notificação de incidentes e queixas técnicas, um dos passos para a implementação da cultura pela segurança dos pacientes.

É de suma importância obter evidências de que os treinamentos foram realizados, para que se tenha a devida dimensão alcançada e que se possa monitorar a efetividade de cada campanha. Nessa intervenção educativa de 2008, o número de pessoas atingidas pela campanha "Notifica, HC!" foi muito maior do que o registrado nas listas de presença (cerca de 500 colaboradores), já que estas só foram disponibilizadas em aulas em setores fechados. Aulas nos pátios e no ambulatório e distribuição de brindes com abordagem individual não foram evidenciadas com listas de presença ou outra documentação, o que prejudicou o indicador de colaboradores participantes da campanha.

Por fim, outro grande resultado dessa intervenção foi o sentimento de valorização que os colaboradores relataram, pois, pelo fato de a aula ser itinerante e ir até eles, a receptividade foi maior e, com certeza, a mensagem também foi mais bem transmitida.

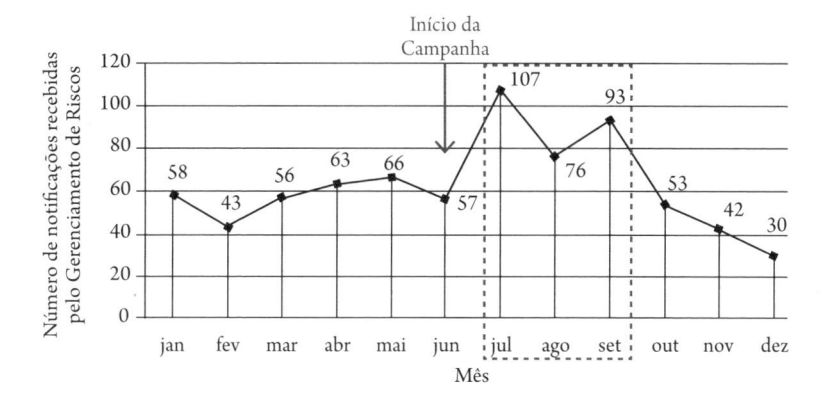

Figura 12.5 Número de notificações recebidas pelo GR no ano de 2008. Em destaque, os meses após a realização da campanha "Notifica, HC!".

2009: Planejamento e Desenvolvimento de Novas Metodologias

O ano de 2009 foi marcado pela realização de uma autoavaliação, além do planejamento de novas ações, já que, naquele ano, o GR passou a presidir e administrar o Comitê de Segurança do Paciente.

Mesmo sem campanha específica, no decorrer do ano de 2009, houve um aumento gradual e significativo do número de notificações, chegando a dobrar quando comparados os meses de janeiro e outubro. Esse dado mostra que o efeito de redução no número de notificações apresentado no final de 2008, felizmente, não perdurou.

Esse aumento se deu por diferentes ações do GR ao longo do ano, as quais estimularam novas notificações, tais como: publicação de alertas e informes periódicos, nos quais constam intervenções realizadas pelo GR após análise das notificações; reconhecimento de duas grandes áreas como maiores notificadores, quando houve a entrega de placa de menção honrosa às equipes; e o retorno sistemático aos notificadores, com envio de carta de agradecimento.

A placa de menção honrosa às equipes que mais notificaram foi uma mudança de estratégia em relação aos anos anteriores, quando os profissionais eram premiados individualmente. Essa medida agradou a toda a equipe, pois, muitas vezes, uma pessoa notifica, normalmente o chefe da unidade, algo que é detectado por diversos funcionários do local. A publicação das fotos do evento de premiação no *Boletim Sentinela*, como mostra a Figura 12.8, proporcionou ainda mais satisfação para as equipes. Uma delas enfatizou essa premiação em artigo que escreveu para um jornal local, como se este fosse um selo de qualidade para a equipe.

Apesar do avanço nas notificações, especialmente aquelas relacionadas aos processos assistenciais, como erros de medicação e quedas, o número total de notificações em 2009 foi muito similar ao ano anterior: 1.075 e 1.059, respectivamente.

A partir da análise das notificações, foram propostas diversas medidas institucionais para aumentar a segurança dos pacientes, algumas já implementadas e outras em andamento, a exemplo: melhorias no sistema de prescrição eletrônica; dupla checagem, pela enfermagem, de medicamentos potencialmente perigosos; adequação de ambientes para evitar quedas; melhoria da identificação de pacientes e leitos; implantação do *check list* de cirurgia segura, dentre outros.

Para tanto, ainda em 2009, foram criados dois subcomitês: o de Erros de Medicação e o de Cirurgia Segura. São funções dos subcomitês avaliar as notificações de eventos adversos, discutir em grupo multidisciplinar cada evento ocorrido, sugerir melhorias focadas no processo, viabilizar ações de melhorias junto à alta administração do hospital, via comitê.

O Subcomitê de Cirurgia Segura ainda tem como objetivo traduzir, otimizar, operacionalizar a implantação do *check list* para cirurgia segura proposto pela Organização Mundial da Saúde, para aplicação do mesmo nas cirurgias eletivas realizadas pelo hospital.

Paralelamente aos trabalhos rotineiros, durante todo o ano foram realizadas diversas reuniões de planejamento e desenvolvimento do Sistema Informatizado de Gerenciamento de Riscos e Segurança do Paciente, pois, sabendo que o processo de notificações voluntárias apresenta como principal desvantagem a subnotificação, tornou-se necessário facilitar ainda mais o processo de relato: ele deve ser prático e rápido. Ainda, para um efetivo gerenciamento de riscos, é necessário realizar busca ativa ou monitoração intensiva de riscos de incidentes, ou seja, fazer a identificação precoce de potenciais eventos adversos ou queixas técnicas, sendo muito importante particularmente em hospitais, em que esses sistemas pouparão vidas e dinheiro.

Baseado em estudos que demonstram que a implantação de sistemas computadorizados de informação em hospitais pode ser uma importante ferramenta para detectar incidentes, tendo como vantagens o oferecimento de dados mais confiáveis, além de favorecer o cálculo de incidência de eventos adversos e dos custos,[6-8] foi desenvolvido, em parceria com o Centro de Informações e Análises do próprio hospital, um sistema informatizado que contempla o método de notificações voluntárias e de monitorização intensiva de eventos adversos e queixas técnicas relacionados aos produtos de saúde e processos de assistência ao paciente no HCFMRP-USP.

O sistema informatizado contém quatro módulos, descritos sucintamente a seguir.

Módulo 1 – Notificações Voluntárias

Permite o acesso de qualquer funcionário ou paciente para informar, notificar sobre queixas técnicas relacionadas a produtos e eventos adversos relacionados tanto aos produtos, quanto aos procedimentos assistenciais. É rápido e fácil notificar. Para cada tipo de incidente, ou motivo de notificação, há um instrumento específico. O notificador poderá acompanhar o processo de investigação e a tomada de decisões por meio de senha e número da notificação obtidos após o envio. O processo de investigação da equipe do GR complementa as informações de cada caso.

Módulo 2 – Monitoração Intensiva

Para uso exclusivo do GR, realiza busca ativa automatizada por marcadores de eventos adversos em sistemas já existentes no HCRP (prescrição eletrônica, exames laboratoriais, internação entre outros). O sistema indica os pacientes em maior risco e os respectivos leitos a serem visitados pela equipe do GR.

Módulo 3 – Investigação e Ações

Para uso exclusivo do GR, contém *check lists* que permitem avaliação adequada de cada tipo de notificação, além de permitir a emissão de alertas nos sistemas HC, intervenções como informativos aos médicos junto à prescrição eletrônica, envio de comunicados e cartas de agradecimento, entre outros.

Módulo 4 – Gestão da Informação

Para uso exclusivo do GR, permite emissão de relatórios, acompanhamento de indicadores *full time*, facilitando a integração da assistência, ensino e pesquisa.

Módulos

O Módulo 1, de notificações voluntárias, permite que o usuário notifique eventos adversos de várias naturezas, como as reações transfusionais, quedas de pacientes, flebite, lesões de pele, eventos adversos relacionados à cirurgia, tromboembolismo venoso, entre outros, como os relacionados aos medicamentos: desvios de qualidade, reações adversas a medicamentos, inefetividade terapêutica, erros de medicação e uso *off-label*.

O processo de notificação voluntária eletrônica não obriga que o usuário se conecte aos Sistemas HC para sua utilização, pois isso poderia se concretizar em um obstáculo aos notificadores em potencial, pois nem todos os funcionários possuem usuário e senha para acesso aos sistemas de informação da organização, e caso tivessem, ainda assim poderiam não querer se identificar.

Antes de terminar a notificação voluntária, o sistema sugere que o usuário se identifique, isto é, informe seus dados pessoais (nome, e-mail, ramal e a função que desempenha no hospital), porém são opcionais, com exceção da formação ou função do notificador no HCRP, que é obrigatória, pois essa informação é fundamental para o desenvolvimento e direcionamento de novas campanhas pró-notificação, identificando a classe que menos notifica.

Após gravar a notificação, o usuário recebe do sistema o número desta e uma senha de acesso que lhe permite acompanhar a condução do processo de investigação, o que garante transparência e dá mais credibilidade ao serviço.

A integração do Sistema Informatizado de Gerenciamento de Riscos e Segurança do Paciente com os demais sistemas do hospital, como a Prescrição Eletrônica, Gestão de Materiais, Internação e Controle de Leitos e Prontuário Eletrônico do Paciente é essencial, pois assim é possível recuperar e utilizar dados de pacientes, medicamentos, vacinas, equipamentos e internação. Sem essa integração, os usuários teriam o ônus de informar mais dados que o necessário, ou seja, em vez de informar o registro do paciente, seriam obrigados a digitar, por exemplo, seu nome, sexo, cor, data de nascimento, entre outras informações, o que ocasionaria resistência quanto à emissão de notificações e perda na qualidade da informação pela falta de padronização.

O Módulo 2 do sistema, denominado monitoração intensiva, gera de forma automatizada não propriamente notificações, mas sim suspeitas de eventos adversos, e sua viabilidade está diretamente relacionada ao grau de informatização do hospital, ou seja, para sua implantação, o hospital deveria necessariamente possuir subsistemas como o de Prescrição Eletrônica e Informação Laboratorial.

No exato momento em que ordens médicas como prescrições de medicamentos são feitas, é possível ao sistema, por meio de protocolos previamente configurados, detectar possíveis suspeitas de eventos adversos e, assim, enviá-las para investigação e intervenções da equipe de GR.

A implantação do primeiro módulo do sistema ocorreu em agosto de 2010, auxiliando o serviço na gestão de riscos, porém, a ferramenta sozinha poderia não ser suficiente para os objetivos propostos e, por considerarmos de fundamental importância ter o apoio dos colaboradores, campanhas foram integradas às ações de educação continuada do GR no decorrer do ano: antes, durante e após a implantação do sistema.

2010: Promoção da Cultura de Segurança do Paciente

A redução dos riscos de eventos adversos depende de mudanças na cultura e nos processos de trabalho adotados nos hospitais. Com apoio da liderança do hospital, foi elaborada uma grande campanha para o ano de 2010, denominada "A segurança dos pacientes está em nossas mãos". Foi criada uma identidade visual para essa campanha, tomando como base o símbolo da segurança do paciente no HCRP (Figura 12.6).

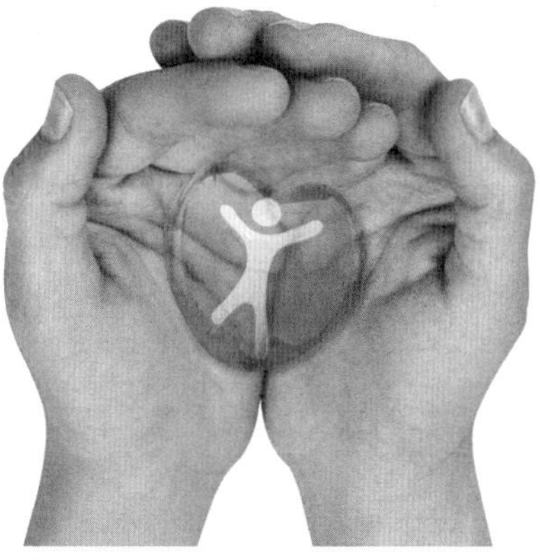

Figura 12.6 Identidade visual criada para a campanha "A segurança do paciente está em nossas mãos".

A campanha desse ano contou com seis estratégias em diferentes tempos, as quais foram denominadas fases:

- *Fase 1*: Distribuição de calendários com o tema (Figura 12.7).

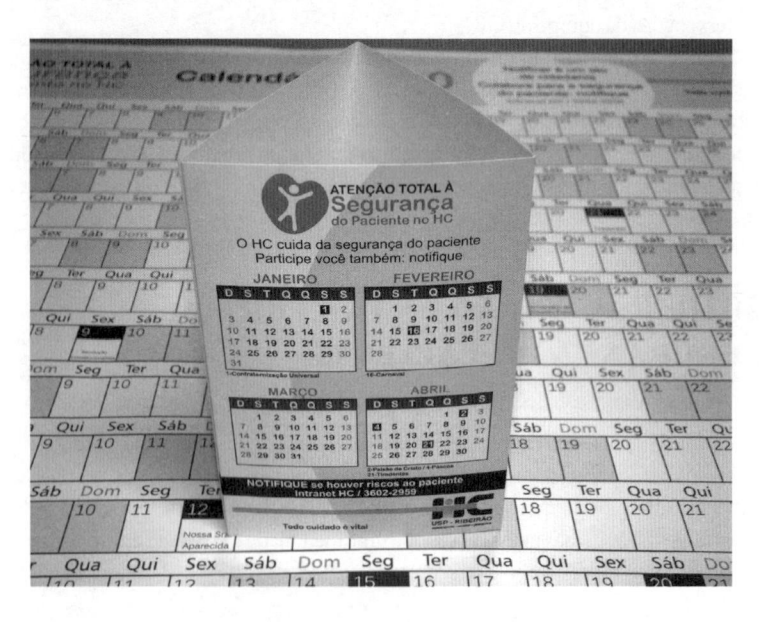

FIGURA 12.7 Calendários distribuídos com o tema "Atenção Total à Segurança do Paciente no HC".

- *Fase 2*: Realização do "1º Workshop HC sobre Gerenciamento de Riscos e Segurança do Paciente". Participaram desse workshop mais de 200 profissionais e estudantes. As palestras foram ministradas pelos próprios membros do Comitê de Segurança do Paciente, que abordaram os conceitos e trabalho que o GR e o Comitê estavam fazendo com erros de medicação, quedas, cirurgia segura, Identificação dos pacientes, além do reforço sobre a importância de notificar e dos resultados do gerenciamento de riscos das tecnologias de saúde.

Na ocasião, foi lançada uma nova cartilha, totalmente reformulada, contemplando, além da vigilância pós-comercialização, a temática de segurança do paciente no mundo, Brasil e no HCRP (Figura 12.8a). A cartilha foi ilustrada por um profissional do HC, que desenvolveu a pedido do GR, o mascote da segurança do paciente no HC (Figura 12.8b).

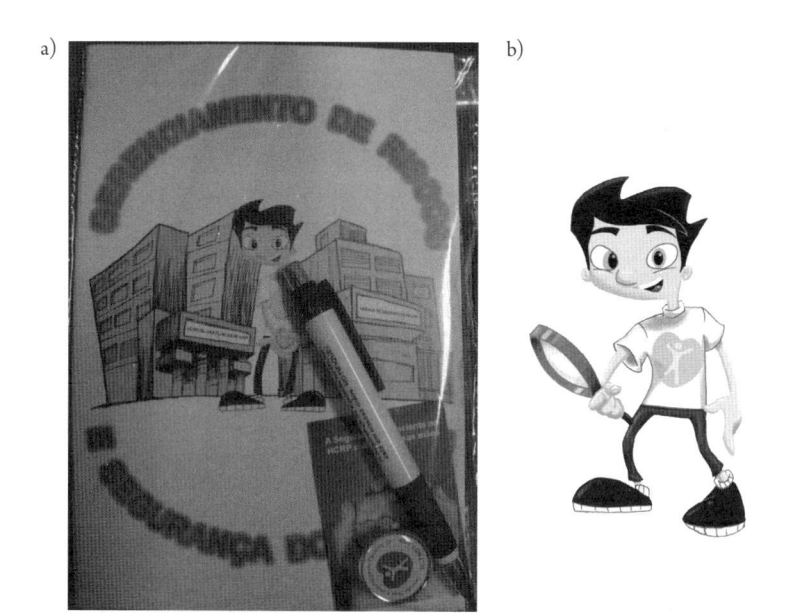

Figura 12.8 Cartilha e brindes sobre gerenciamento de riscos e segurança do paciente (a) e mascote da segurança do paciente (b) no HCFMRP-USP.

- *Fase 3*: Junto ao workshop, um concurso para a escolha do nome do mascote foi divulgado. Foram recebidas mais de 400 sugestões. A estratégia foi boa para promover a participação dos funcionários, porém, os nomes sugeridos não foram muito criativos e a escolha ficou prejudicada. É arriscado fazer esse tipo de concurso, porque ele depende da participação dos profissionais. O nome escolhido foi "Minimus Riscus".
- *Fase 4*: Participação do GR na Semana de Enfermagem com palestra sobre a importância de notificar e o que estava sendo feito com os relatos já realizados.
- *Fase 5*: Lançamento do "Módulo de Notificações Voluntárias do Sistema Informatizado de Gerenciamento de Riscos e Segurança do Paciente". Foi confeccionado um computador inflável que passava a informação de que o novo método de notificar é eletrônico (Figura 12.9). Houve aulas itinerantes em diferentes horários e setores, como em 2008.

O sistema foi imediatamente utilizado: houve notificação minutos após a divulgação do sistema. Esse primeiro notificador foi premiado com camiseta e sua foto foi divulgada no *Boletim Sentinela*.

Houve aumento imediato do número de notificações em 76%, mudando a realidade da notificação no HCRP. A avaliação deste sistema diante do manuscrito, quanto à quantidade, qualidade, categoria profissional dos notificadores, os motivos da notificação e as características dos incidentes notificados é objeto de tese de doutorado da gerente de riscos.

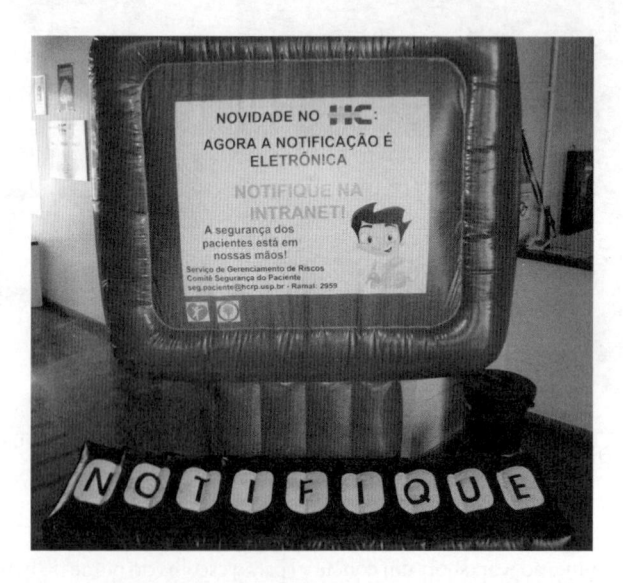

Figura 12.9 Computador inflável confeccionado para a campanha de lançamento do Sistema Informatizado de Gerenciamento de Riscos e Segurança do Paciente do HCFMRP-USP.

- *Fase 6*: A última fase da campanha foi marcada pela premiação dos maiores notificadores com uma Agenda 2011 personalizada (Figura 12.10) que continha mensagem de agradecimento e motivação para novo ano. Foram distribuídas 200 agendas para 50 notificadores destaque, membros de comitês e subcomitês (cerca de 70 pessoas), equipe do GR e outros colaboradores diretos ou indiretos para que o serviço se desenvolvesse, como a equipe da informática e líderes de diferentes áreas. O intuito foi de que a agenda já servisse como um instrumento de trabalho e divulgação do tema no ano seguinte, estimulando outros a notificarem.

Todas as fases contaram com distribuição de sorteio de brindes como camisetas, bótons, canetas e marcadores de página, além de cartilhas e *Boletins Sentinela* atualizados.

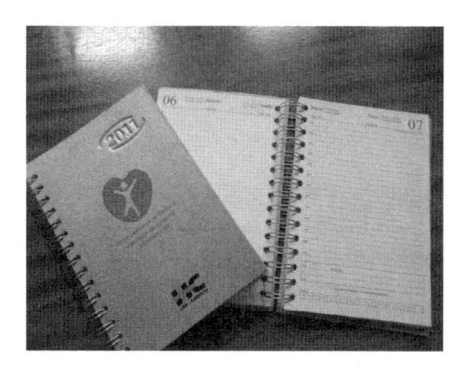

FIGURA 12.10 Agenda 2011 personalizada que apresentava mensagem de agradecimento e motivação para novo ano oferecida como prêmio aos maiores notificadores e colaboradores no HCFMRP-USP.

As estratégias de intervenções educativas demonstram ser efetivas para obtenção de notificações, visto o aumento do número de relatos ao longo dos anos (Figura 12.11).

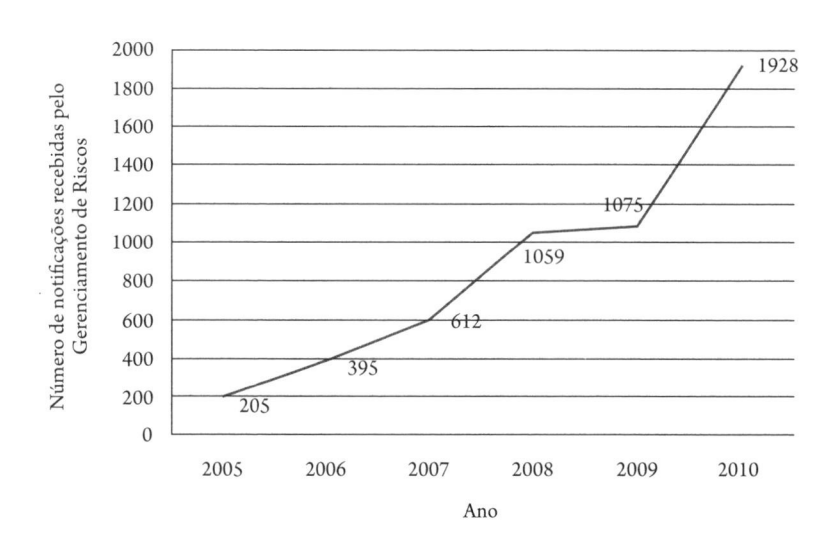

FIGURA 12.11 Número de notificações recebidas pelo Gerenciamento de Riscos do HCFMRP-USP ao longo dos anos de 2005 a 2010.

ESTÍMULO AO RELATO ESPONTÂNEO 167

O Principal Estímulo às Notificações Vem das Providências Tomadas

Após obter a informação por meio dos relatos, ela é avaliada. A qualidade da descrição dos casos nas notificações é fundamental para uma avaliação adequada dos incidentes e, por isso, o GR orienta os notificadores quanto ao correto preenchimento da notificação. Além disso, para realizar a avaliação das notificações, especialmente quando se trata de eventos adversos graves, o GR deve obter as informações completas. Assim, quando necessário, o GR vai a campo a fim de obter dados adicionais utilizando fichas e fluxogramas de orientação da investigação, desenvolvido pelo próprio serviço, que podem ajudar a focar a linha de questionamento.

No Serviço de Gerenciamento de Riscos do HCFMRP-USP, após análise das notificações de suspeitas de incidentes e desvios de qualidade relacionados às diferentes tecnologias de saúde, inclusive medicamentos, decisões são tomadas de acordo com o tipo de problema relatado, com a gravidade, frequência com que ocorre e impacto econômico, as quais são apresentadas na Figura 12.12.

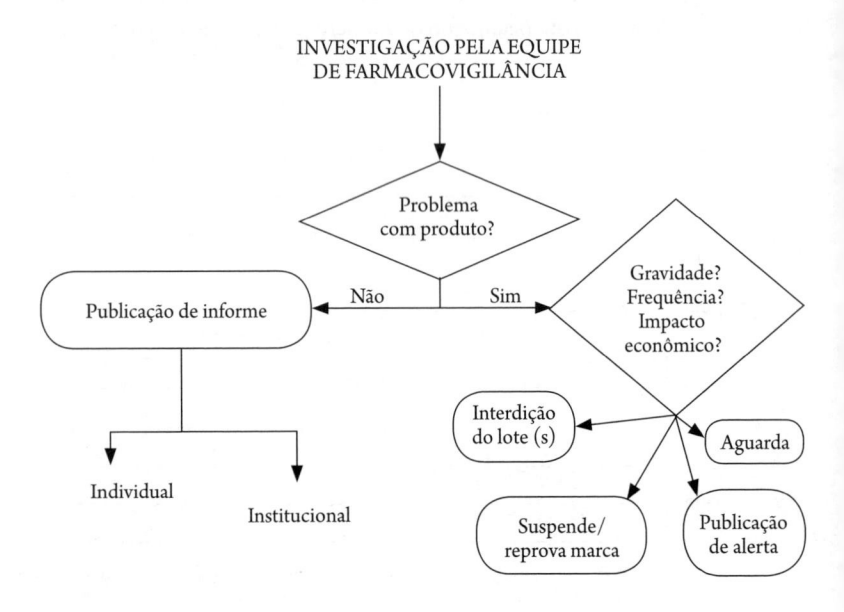

Figura 12.12 Esquema de algumas decisões que são tomadas a partir de investigação em Vigilância Pós-comercialização, como a Farmacovigilância, no HCFMRP-USP.
Fonte: Capucho HC. Apresentação no encontro com fornecedores do HCFMRP-USP. 2009.

A publicação de informes se dá quando é identificada falha no processo do Hospital. O informe tem o objetivo de orientar os profissionais para evitar recorrência dos problemas, por exemplo, instruindo-os sobre como armazenar um medicamento, como reconstituir pós liofilizados, como prescrever adequadamente, entre outros.

A divulgação de alertas é uma medida que pretende fortalecer o que se denomina sinal, ou seja, o alerta tem como objetivo estimular novas notificações. Caso haja novas notificações, sugere que o problema não foi pontual, devendo ser dada atenção especial aos casos notificados.

Entre outras decisões que são tomadas por este hospital, citam-se a interdição de um ou mais lotes do produto, suspensão ou reprovação da marca. Este último ocorre sempre que o problema com o produto notificado seja recorrente, ou seja, tenha ocorrido por diversas vezes, optando-se pela suspensão ou reprovação da marca do "medicamento-problema", por exemplo, a fim de impedir nova aquisição, ainda que esta seja uma instituição pública. A lei de licitações é clara quando diz que se deve adquirir ao menor custo, mas também é clara quanto ao produto apresentar a mesma qualidade que os concorrentes. As intervenções realizadas pelo GR nos últimos anos podem ser visualizadas na Figura 12.13.

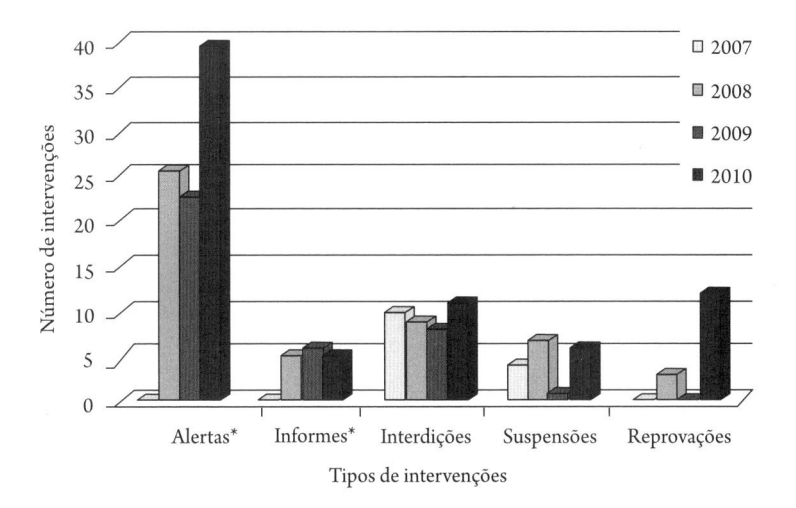

FIGURA 12.13 Número e tipos de intervenções realizadas pelo GR a partir da análise de notificações sobre medicamentos e outras tecnologias de saúde nos anos de 2007 a 2010.

*Não eram realizadas no ano de 2007.

No HCFMRP-USP, são solicitados ressarcimentos dos diferentes desvios de qualidade, ainda que o problema seja pontual, como falta de rótulo em um frasco-ampola. Com essa medida, só em 2010, mais de 5 mil unidades de medicamentos foram ressarcidas ou trocadas, minimizando prejuízos econômicos e danos aos pacientes. O valor correspondente foi de R$ 14.108,21.

Os dados sobre os diferentes fabricantes fornecidos pelas notificações devem ser utilizados como um dos critérios para a qualificação da marca e de seus fornecedores, aumentando a qualidade do processo de aquisição e até de seleção de medicamentos utilizados pelo estabelecimento de saúde, o que reduz riscos e aumenta a segurança da assistência prestada aos usuários dos sistemas de saúde brasileiros.

O fabricante tem direito à resposta e, quando solicitados por ele, treinamentos são agendados com os diferentes usuários dos produtos, e não somente com aquele que relatou o problema. Todas as respostas dos fabricantes são encaminhadas aos notificadores, para que saibam o que foi feito pela empresa.

As notificações são triadas e destinadas às providências necessárias de acordo com o tipo. Uma das medidas tomadas pelo Gerenciamento de Riscos é a notificação à Anvisa, por meio do Sistema de Notificações de Vigilância Sanitária (Notiviva), contribuindo para o Sistema Brasileiro de Vigilância Pós-comercialização de Medicamentos. Os relatos que não são enviados à Anvisa normalmente se tratam de problemas nos processos ou falta de informação dos usuários sobre o produto em questão, que são devidamente orientados para sua correta utilização.

As intervenções evitam que novos eventos adversos ocorram, além de auxiliar no processo de educação continuada dos profissionais atuantes no HCFMRP-USP, como é o caso dos informes. Infelizmente, ainda não é possível estimar se houve redução de custos para o Hospital com essas intervenções. Presume-se que sim, porém é necessário estabelecer metodologia para isso.

Os notificadores recebem e-mail ou telefonema de agradecimento contendo o desfecho dos casos que notificou e todos estão cientes de que, ao notificar, eles podem colaborar para a vigilância dos produtos em todo o Brasil, pois as notificações são repassadas pelo GR à Anvisa e fabricantes, sempre respeitando o sigilo do notificador.

Cabe aqui uma discussão sobre o sigilo do notificador. Inman,[9] um renomado pesquisador em farmacovigilância, em 1996, já dizia que há sete "pecados" que levam à subnotificação, como o medo, a insegurança, a culpa e a apatia, entre outros. Isso foi há 15 anos e os pecados relatados ainda impedem, em todo o planeta, que sistemas de notificações voluntárias conheçam os riscos reais na utilização de tecnologias de saúde.

O medo de ser punido ou pressionado pelo fabricante e a *culpa* por ter errado é um dos primeiros fatores que levam pessoas a não notificarem um evento adverso.

Ciente disso, o Gerenciamento de Riscos informa aos colaboradores, em todas as suas aulas, cartilhas e cartas de agradecimento, inclusive no sistema de notificação, que o sigilo do notificador é preservado e que é o GR quem assume a notificação. Assim, quaisquer contatos internos e externos para resolução dos casos pela equipe do GR deverão ser feitos preservando a identidade do notificador.

O trabalho desenvolvido pelo GR tem contribuído para a formação de profissionais na área de segurança do paciente, ampliando as possibilidades de disseminação deste conhecimento tão importante para a cultura de segurança do paciente, pois, apesar de ainda haver subnotificação, consideramos que a cultura do relato está sendo bem desenvolvida na instituição.

Em um processo de melhoria contínua, o GR tem primado pela qualidade e segurança da assistência prestada aos pacientes do HCFMRP-USP. Todos os esforços do GR estão voltados para a segurança do paciente desta instituição.

Referências Bibliográficas

1. Agência Nacional de Vigilância Sanitária. Rede Sentinela [acesso em 15 jun 2011]. Disponível em: http://www.anvisa.gov.br/
2. Ribeiro-Vaz I, Herdeiro MT, Polonia J, Figueiras A. Estratégias para aumentar a sensibilidade da farmacovigilância em Portugal. Rev Saúde Pública. [online] 2011;45(1):129-35.
3. Richards D, Toop L, Graham P. Do clinical practice education groups result in sustained change in GP prescribing? Fam Pract. 2003;20(2):199-206.
4. Herdeiro MT, Figueiras A, Polónia J, Gestal-Otero JJ. Influence of pharmacists' attitudes on adverse drug reaction reporting: a case-control study in Portugal. Drug Saf. 2006;29(4):331-40.
5. Herdeiro MT, Polónia J, Gestal-Otero JJ, Figueiras A. Improving the reporting of adverse drug reactions: a cluster-randomized trial among pharmacists in Portugal. Drug Saf. 2008;31(4):335-44.
6. Dixon JF. Going paperless with custom-built web-base patient occurrence reporting. J Quality Imp. 2002;28.
7. Murff HJ, Patel VL, Hripcsak G, Bates DW. Detecting adverse events for patient safety research: a review of current methodologies. J Biomed Inform. 2003;36:131-43.
8. Murff HJ, Forster AJ, Peterson JF, Fiskio JM, Heiman HL, Bates DW. Electronically screening discharge summaries for adverse medical events. J Gen Int Medicine. 2001;10(4):339-50.
9. Inman WHW. Assessment of drug safety problems. In: Gent M, Shigmatsu I, editors. Epidemiological issues in reported drug-induced illnesses. Honolulu, Ontario: Mcmaster University Library Press; 1976. p. 17-24.

13

IMPACTO ECONÔMICO DAS AÇÕES DE FARMACOVIGILÂNCIA EM ESTABELECIMENTOS DE SAÚDE

Felipe Dias Carvalho

Introdução

A economia é uma ciência a ser estudada em todos os setores da sociedade, uma vez que qualquer ação a ser efetuada demandará recursos, e seus resultados terão impacto financeiro, tanto de forma direta quanto indireta.

No setor sanitário, no qual a disponibilidade de recursos financeiros públicos e privados é insuficiente para satisfazer o anseio da população por atendimento, pois o avanço tecnológico ocorre de forma desenfreada, e os custos das tecnologias são altíssimos. Considerando que, de forma geral, a necessidade de consumo de serviços e produtos de saúde é inversamente proporcional à renda salarial dos cidadãos, os conhecimentos econômicos são de fundamental importância para nortear a alocação dos recursos financeiros, otimizar sua utilização e avaliar os resultados das ações sanitárias.

As ações sanitárias têm por objetivo a prestação de cuidados à população visando à cura, ao diagnóstico, à prevenção ou ao tratamento paliativo de agravos à saúde, com o intuito de aumentar a sobrevida e/ou melhorar a qualidade de vida dos pacientes atendidos. Entretanto, quando o paciente recebe a intervenção de um profissional de saúde, por meio da prescrição de uma terapia ou da prestação de cuidados, fazendo uso de uma ou mais tecnologias de saúde, muitas vezes esse paciente é lesado, de forma não intencional, ocasionando, então, a chamada lesão ou doença iatrogênica (o termo iatrogenia vem do grego, *iatro* significa "médico" ou "medicina"; *gen*, "gerar"; e o sufixo *ia* significa "moléstia" ou "doença").[1]

Essas lesões podem originar-se, por exemplo, da prescrição, dispensação e/ou utilização inadequada de medicamentos, equipamentos e outros produtos para saúde, assim como da má qualidade desses itens tecnológicos, representando grande risco à saúde do paciente.

Por serem o principal recurso terapêutico utilizado em tratamentos sanitários, os medicamentos são a tecnologia de saúde que apresentam maior risco potencial à saúde dos pacientes atendidos em estabelecimentos de saúde, caso tais produtos não possuam qualidade adequada ou sejam utilizados de forma incorreta – isso sem considerar a ocorrência de problemas de natureza idiossincrásica, os quais dificilmente podem ser evitados.[2,3]

Entre os principais problemas decorrentes de desvio de qualidade e de uso inadequado de medicamentos estão: reações adversas a medicamentos (RAM); inefetividade terapêutica; interações medicamentosas e erros de medicação, que em conjunto são chamados de eventos adversos; e queixas técnicas caracterizadas pela observação de afastamentos/desvios dos parâmetros de qualidade exigidos para a comercialização do medicamento.[4,5]

Devido à elevada incidência e alta gravidade de alguns dos problemas relatados, estes, além de refletirem diretamente na qualidade da assistência prestada, têm impacto financeiro significativo, acarretando custos adicionais aos tratamentos sanitários, tanto para os estabelecimentos de saúde quanto para os pacientes, para os planos de saúde ou para a sociedade, constituindo-se, assim, em importantes problemas de saúde pública que preocupam farmacêuticos, médicos, enfermeiros e gestores da área da saúde.[6-14]

Estudos realizados em todo o mundo demonstraram que eventos adversos relacionados aos medicamentos podem aumentar a permanência hospitalar em 2 a 5 dias por paciente; cerca de 3 a 6% das internações hospitalares são causadas por reações adversas aos medicamentos; aproximadamente 5 a 10% do total dos custos hospitalares são devidos à RAM; em média, 7 a 11% dos pacientes internados sofrem reações adversas de alguma gravidade; nos Estados Unidos, as reações adversas relacionadas aos medicamentos estão entre as cinco principais causas de morte; eventos adversos relacionados aos medicamentos, principalmente as reações adversas, e os erros de medicação afetam milhões de pessoas anualmente no mundo, com custos na casa dos bilhões de dólares arcados por pacientes, estabelecimentos de saúde, governos e planos de saúde, sendo que aproximadamente metade desses custos poderia ser extinta caso eventos adversos preveníveis fossem evitados.[11,15-38]

A morbimortalidade relacionada aos medicamentos é um problema para muitos sistemas de saúde, pois impacta negativamente na qualidade de vida dos pacientes, na confiabilidade dos estabelecimentos de saúde e na eficiência no uso de recursos financeiros. Dessa forma, o desenvolvimento de ações de farmacovigilância a fim de prevenir e controlar eventos adversos e queixas técnicas relacionadas aos medicamentos é essencial para tornar o atendimento sanitário mais efetivo e seguro, contribuindo para a promoção do uso racional de medicamentos (URM), definido como o acesso oportuno a medicamentos seguros, efetivos, de qualidade, apropriados às necessidades clínicas dos pacientes, nas doses e posologias corretas, por tempo adequado, nas formas farmacêuticas mais convenientes para o paciente e com custo justo para o indivíduo e para a sociedade.[39-44]

É sabido que os eventos adversos e as queixas técnicas relacionadas aos medicamentos acarretam custos desnecessários aos tratamentos de saúde, e que as ações de farmacovigilância, ao prevenir e controlar esses problemas, permitem reduzir os referidos custos, os quais representam para a sociedade um desperdício de recursos financeiros, uma vez que a maior parte dos eventos adversos e das queixas técnicas é passível de prevenção e controle.[6,17,45,46]

Segundo Hepler,[47] os recursos financeiros despendidos com a morbimortalidade prevenível relacionada aos medicamentos são suficientes para evitar o problema e permitir outras intervenções no sistema de saúde, tornando-o mais seguro e eficiente.

Precisar qual é o real impacto econômico das ações de farmacovigilância, tendo como base a razão custo-resultado entre os custos de implantação e desenvolvimento dessas ações e os resultados clínicos, humanísticos e econômicos obtidos, não é tarefa fácil. A falta dessa informação limita a argumentação dos profissionais de saúde junto aos gestores, tanto de instituições públicas como privadas, em relação à necessidade de implantação e desenvolvimento de ações de farmacovigilância. Dessa forma, é extremamente importante que os profissionais responsáveis por tais ações conheçam os custos acarretados pela ocorrência de eventos adversos e queixas técnicas em sua instituição, os custos de implantação e desenvolvimento das ações de farmacovigilância, os resultados dessas ações e os métodos que permitem demonstrar o impacto econômico em questão.

Para fins didáticos, neste capítulo, os dispêndios financeiros serão todos tratados como custos, não levando em conta a terminologia contábil que os diferencia em gastos, custos, despesas, investimentos, perdas financeiras. Por sua vez, os custos serão oportunamente classificados conforme os principais tipos observados nas publicações sobre economia da saúde, como explicitado a seguir.[48-52]

- *Custos tangíveis*: possuem valor monetário agregado e, por isso, são passíveis de serem quantificados (p. ex.: número de atendimentos realizados, número de exames realizados, quantidade de medicamentos consumidos).
- *Custos intangíveis*: carecem de um valor monetário ou de um significado econômico. Sua valorização é subjetiva (variabilidade interpessoal) e está relacionada ao ônus psicológico gerado, e, por isso, são de difícil quantificação (p. ex., dor, sofrimento, incapacidade na execução de determinadas atividades, perda de qualidade de vida, ansiedade).
- *Custos diretos*: são os custos de insumos relacionados diretamente à concepção ou execução de um serviço ou produto. Podem ser subclassificados como custos diretos médicos (p. ex.: exames realizados, medicamentos, salários da equipe de saúde, materiais médico-hospitalares) e custos diretos não médicos (diárias de internação – hotelaria, infraestrutura hospitalar, insumos para atividades administrativas).
- *Custos indiretos*: são custos que não se relacionam de forma imediata com a concepção ou execução de um produto ou serviço. Também são denominados custos indiretos os custos representados por ganhos não realizados, fatos sempre presentes na maioria das situações de doença e que envolvem o próprio paciente e seus cuidadores (p. ex.: perda de produtividade em virtude de sequelas, perda temporária ou definitiva da capacidade de trabalho, morte prematura, necessidade de cuidadores, absenteísmo no trabalho ou na escola).
- *Custo total*: corresponde ao valor total despendido com vários insumos, em um determinado período, para produção de certa quantidade de bens ou serviços (p. ex.: preparo de "n" unidades de medicamentos citostáticos em um determinado período).
- *Custo médio ou unitário*: corresponde ao custo total, dividido pelo número de unidades de bens ou serviços produzidos (p. ex.: uma unidade de medicamento citostático preparada).

- *Custo de oportunidade*: é o valor dos benefícios renunciados ao se escolher uma alternativa em detrimento de outra. Está relacionado ao sentimento de deixar de ganhar. Só pode ser aplicado nos casos em que os recursos disponíveis são limitados, de modo que não é possível gozar dos benefícios de todas as alternativas disponíveis (p. ex.: impossibilidade de gozar dos benefícios gerados pelas ações de farmacovigilância quando se opta por adquirir um tomógrafo).

CUSTOS DECORRENTES DE EVENTOS ADVERSOS E DE QUEIXAS TÉCNICAS RELACIONADAS AOS MEDICAMENTO

Ao ocasionarem piora dos parâmetros clínicos e da qualidade de vida dos pacientes, descarte de medicamentos, danos à imagem do estabelecimento de saúde, entre outros transtornos, a ocorrência de eventos adversos e queixas técnicas relacionadas aos medicamentos acarretam custos adicionais aos tratamentos sanitários de forma direta ou indireta, sendo que alguns desses custos podem ser facilmente mensurados monetariamente (custos tangíveis) e outros não (custos intangíveis), exigindo o uso de "ferramentas" específicas para mensurá-los como a "disposição a pagar" (do inglês, *willingness-to-pay*), que será abordada posteriormente neste capítulo.[11,53]

Como exemplos de fatores geradores de custos tangíveis diretos decorrentes de eventos adversos e queixas técnicas relacionadas aos medicamentos, temos o prolongamento da internação ou necessidade de reinternação do paciente para tratar eventos adversos, com a consequente utilização de medicamentos, equipamentos, exames, materiais médico-hospitalares e cuidados de profissionais de saúde; desperdício de medicamentos devido à necessidade de descarte de medicamentos danificados; retrabalhos com fracionamento, unitarização, rotulagem, distribuição e armazenamento de medicamentos substituídos devido à *recall* de produtos interditados ou reprovados; necessidade de novo tratamento ou mudança de conduta clínica por inefetividade terapêutica, adotando tratamento alternativo mais oneroso.

Em relação aos custos tangíveis indiretos, estes são gerados pela necessidade de um ou mais cuidadores; infecção hospitalar devido à utilização de medicamentos contaminados; aumento do absenteísmo do paciente ao trabalho ou escola; pagamento de danos físicos e morais a pacientes, com consequente pagamento de taxas judiciárias e advogados.

Quanto aos custos intangíveis decorrentes de eventos adversos e queixas técnicas relacionadas aos medicamentos, estes, se possível, devem ser estimados monetariamente por meio da ferramenta "disposição a pagar" e analisados, a fim de se saber quanto e como esses custos interferem nos custos totais dos tratamentos sanitários. Os custos intangíveis são decorrentes de sensações de dor, tristeza, desconforto e náuseas; piora no estado clínico do paciente; sequelas e incapacitação reversíveis ou não; morte; resistência microbiana gerada por inefetividade terapêutica de antimicrobianos de má qualidade; danos à imagem do estabelecimento de saúde perante a sociedade e o mercado; imobilização de capital de giro, uma vez que foi investido capital em estoques de medicamentos que não podem ser utilizados.

Reiterando a afirmação de Castro e Bevilaqua,[54] a maioria dos estudos disponíveis a respeito dos custos ocasionados por eventos adversos e queixas técnicas relacionadas aos medicamentos focaliza apenas os custos diretos gerados por esses problemas, por serem mais fáceis de serem mensurados, não levando em conta os custos indiretos e os intangíveis, os quais, em muitas ocasiões, podem ser mais significativos do que os custos diretos. Desse modo, omitem-se informações importantes para que se possa formar juízo de valor a respeito do real impacto dos eventos adversos e das queixas técnicas sobre os custos totais dos tratamentos sanitários.

Mensurar os custos decorrentes de eventos adversos e de queixas técnicas relacionadas aos medicamentos em um estabelecimento de saúde é tarefa do setor responsável pelas ações de farmacovigilância. Quando os eventos adversos e as queixas técnicas são notificados ao referido setor de forma espontânea, é muito difícil mensurar os reais custos decorrentes desses problemas, uma vez que a subnotificação é alta, os dados muitas vezes são incompletos e há vieses nas informações – consequentemente, as ações preventivas/educativas não são efetivas. Contudo, quando se conta com uma forma intensiva de monitoração, é possível identificar um maior número de eventos adversos e queixas técnicas, além dos eventos raros e aqueles ainda desconhecidos, além de permitir que se identifiquem os locais do hospital, os perfis dos pacientes, os eventos adversos e os medicamentos de maior risco, tornando mais efetivas as ações de farmacovigilância.[55,56]

Custos Relativos à Implantação e ao Desenvolvimento de Ações de Farmacovigilância

As ações de farmacovigilância podem ser realizadas por um serviço exclusivo, pela farmácia ou por um serviço de gerenciamento de riscos sanitários, mas, independentemente do setor responsável, a implantação e o desenvolvimento dessas ações em estabelecimentos de saúde serão fontes geradoras de custos.

A contratação, a capacitação e o pagamento dos salários e benefícios dos profissionais responsáveis; a provisão e manutenção de infraestrutura física (instalações, energia elétrica, telefone, fax, acesso à internet) e de recursos materiais (mobiliário, fontes de informação como livros e periódicos, material de escritório, recursos de informática como *hardwares* e *softwares*); e também; a elaboração de campanhas educativas e material didático e informativo, geram custos inerentes à implantação e ao desenvolvimento de ações de farmacovigilância que deverão ser computados para avaliar o impacto econômico dessas ações. Tais custos variam conforme as características e tamanho de cada estabelecimento de saúde e, principalmente, de acordo com o tipo de sistema de notificações adotado.

A adoção de um sistema manual de notificações demandará menos recursos financeiros do que a adoção de um sistema eletrônico de notificações, uma vez que este requer recursos de informática (*hardwares*, acesso à internet, *software* para notificação) e o sistema manual requer apenas a confecção de impressos para notificação e definição de um esquema eficaz e confidencial de envio das notificações das áreas assistenciais até o setor responsável pelas ações de farmacovigilância, além dos recursos comuns aos dois sistemas (profissionais, infraestrutura física, recursos materiais).

Qualquer que seja o sistema de notificações adotado pelo estabelecimento de saúde, manual ou eletrônico, a monitoração da ocorrência de eventos adversos e queixas técnicas poderá ocorrer por meio de busca ativa ou de notificações espontâneas. Quando o estabelecimento de saúde optar por adotar um sistema de notificações de eventos adversos e queixas técnicas cujas informações sejam obtidas por meio de busca ativa, esse estabelecimento deverá disponibilizar maior número de profissionais com capacitação específica para realizar tais buscas e as investigações posteriores, incorrendo, assim em maiores custos de implantação e manutenção das ações de farmacovigilância.

RESULTADOS ORIUNDOS DAS AÇÕES DE FARMACOVIGILÂNCIA

As ações de farmacovigilância em estabelecimentos de saúde focam principalmente a prevenção e o controle de eventos adversos e queixas técnicas relacionadas aos medicamentos, sendo as principais ações:

- investigação de suspeitas de eventos adversos e queixas técnicas;
- interdição ou suspensão do uso de lotes de medicamentos que tenham ocasionado eventos adversos ou tenham motivado alguma queixa técnica;
- emissão de alertas terapêuticos para a equipe de saúde;
- realização de capacitações da equipe de saúde em relação à necessidade e forma de notificar suspeitas de eventos adversos e queixas técnicas, à prevenção e ao controle desses problemas e à correta utilização de determinado medicamento ou dispositivo de administração;

- fornecimento de informações para a comissão de farmácia e terapêutica do estabelecimento sanitário relacionadas à segurança de determinado fármaco e aos custos decorrentes de eventos adversos e queixas técnicas relacionadas aos medicamentos, a fim de subsidiar a realização de avaliações de tecnologias de saúde (ATS) na ocasião da revisão da padronização de medicamentos do estabelecimento;
- fornecimento de informações para o setor responsável pela aquisição de medicamentos a respeito de especialidades farmacêuticas que apresentaram problemas e a respeito de fabricantes/fornecedores de medicamentos cujos produtos apresentam problemas rotineiramente, com o intuito de orientar a seleção de fornecedores de medicamentos do estabelecimento de saúde;
- orientação ao setor responsável pela aquisição de medicamentos em estabelecimentos públicos de saúde, na ocasião da elaboração de editais de licitação, quanto aos requisitos de segurança e qualidade que os medicamentos deverão apresentar;
- contato com fabricantes/fornecedores para solicitação de informações, realização de queixas, encaminhamento de sugestões para melhoria da qualidade e da segurança dos medicamentos, solicitação de treinamentos para a equipe de saúde.

Essas ações, realizadas em conjunto ou individualmente, refletem diretamente na qualidade da assistência prestada pelo estabelecimento de saúde, gerando os seguintes resultados:

- promoção da melhoria dos parâmetros clínicos e da qualidade de vida dos pacientes, por meio da prevenção e resolução de eventos adversos;
- economia de recursos financeiros devido a internações, atendimentos de urgência e tratamentos sanitários adicionais evitados;
- economia de recursos financeiros, devido à diminuição de desperdícios por descarte de medicamentos que motivaram queixas técnicas, visto que as ações de farmacovigilância colaboram para a seleção de fornecedores, o que evita recorrências e possibilita que lotes de medicamentos com problemas sejam trocados ou haja ressarcimento financeiro relativos a esses lotes;
- redução de riscos de danos à imagem do estabelecimento de saúde, relativos à difamação da instituição e a possíveis processos judiciais movidos por pacientes lesionados ou por seus familiares.

Os resultados citados serão mais ou menos efetivos, de acordo com o sistema de notificações adotado (manual ou eletrônico), com a forma escolhida de monitoração dos eventos adversos e das queixas técnicas (busca ativa ou notificação espontânea) e de acordo com a estrutura do setor responsável pelas ações de farmacovigilância (número e capacitação dos profissionais responsáveis, infraestrutura e recursos materiais disponíveis). Obviamente, o impacto econômico gerado pelas ações de farmacovigilância será influenciado pela efetividade dos seus resultados.

Como Demonstrar o Impacto Econômico das Ações de Farmacovigilância?

Conhecendo-se os custos decorrentes de eventos adversos e queixas técnicas relacionadas aos medicamentos, os custos decorrentes da implantação e do desenvolvimento de ações de farmacovigilância e os resultados oriundos dessas ações, é possível demonstrar o impacto econômico utilizando-se ferramentas da economia da saúde, como as análises tipo custo-efetividade, custo-utilidade e custo-benefício.

Na análise tipo custo-efetividade, os custos de implantação e desenvolvimento das ações de farmacovigilância, expressos em unidades monetárias, devem ser relacionados aos resultados dessas ações, expressos em unidades físicas de efetividade denominadas indicadores de resultados, como a melhoria de determinado parâmetro clínico (controle de uma reação alérgica, por exemplo), número de eventos adversos prevenidos, número de queixas técnicas detectadas.[50,52,57,58]

Esse tipo de análise serve para orientar a aplicação de recursos financeiros quando duas ou mais alternativas concorrem pela aplicação desses recursos, permitindo comparar os custos e os resultados de distintos serviços, práticas assistenciais ou tecnologias de saúde que tenham seus resultados expressos na mesma unidade física de efetividade. Essas análises auxiliam os gestores de saúde a estabelecerem prioridades, a fim de obter os melhores resultados possíveis com os recursos disponíveis, ou seja, identificar o serviço, a prática assistencial ou a tecnologia de saúde que apresenta o menor custo por unidade física de efetividade obtida.[50,52,57,58]

A análise tipo custo-utilidade, assim como a análise tipo custo-efetividade, serve para orientar a aplicação de recursos financeiros quando duas ou mais alternativas concorrem pela aplicação desses recursos, porém, a análise tipo custo-utilidade permite que as ações de farmacovigilância sejam comparadas a alternativas que resultem em diferentes unidades físicas de efetividade, visto que nesse tipo de análise os resultados são expressos em termos de "anos de vida ajustados pela qualidade" (*quality-adjusted life years* – Qaly) ou em termos de "anos de vida perdidos ajustados pela incapacidade" (*disability-adjusted life years* – Daly), que relacionam a quantidade (anos de vida ganhos ou perdidos) com a qualidade de vida ganha ou perdida devido à utilização de determinado serviço, prática assistencial ou tecnologia de saúde.[50,52,57,58]

A utilidade de um serviço, prática assistencial ou tecnologia de saúde refere-se aos benefícios trazidos ao paciente em termos de qualidade de vida relacionada à saúde. A construção de um Qaly ou Daly envolve um estado de saúde valorizado pelo paciente, multiplicado por um período no qual o indivíduo tenha permanecido nesse estado. Dessa forma, trata-se de uma ponderação dos anos de vida por um fator de qualidade quantitativo, obtido a partir de instrumentos de medida da qualidade de vida (questionários), relacionados à saúde das pessoas, nos quais o paciente expressa sua percepção sobre vários aspectos ou dimensões da sua saúde.[52,58,59]

Na análise custo-benefício, os custos de implantação e desenvolvimento das ações de farmacovigilância, expressos em unidades monetárias, são relacionados aos resultados dessas ações, também expressos em unidades monetárias em termos de recursos financeiros economizados devido a internações, atendimentos de urgência e tratamentos sanitários adicionais evitados e diminuição de desperdícios por descarte de medicamentos que motivaram queixas técnicas. Para tanto, os resultados das referidas ações devem ser "monetarizáveis", o que determina um empecilho, pois nem sempre os resultados de intervenções sanitárias, como a redução de dor e a melhoria da qualidade de vida, caracterizados como custos intangíveis, podem ser medidos por unidades monetárias.[50,52,57,58]

Em relação à dificuldade de mensurar de forma monetária alguns resultados em saúde quando estes estão relacionados a custos intangíveis, a utilização da técnica *willingness-to-pay* (disposição para pagar) é uma alternativa para "driblar" esse empecilho. Essa técnica vem se tornando, ao longo dos anos, a mais aceita entre os defensores da análise custo-benefício para mensurar benefícios de saúde em termos monetários, apesar de ser considerada uma técnica limitada. Essa medida está baseada nos juízos dos próprios indivíduos em relação ao valor monetário que atribuem à melhoria do seu estado de saúde.[11,52,60,61]

A análise custo-benefício permite comparar quaisquer serviços, práticas assistenciais ou tecnologias de saúde que concorram pelos mesmos recursos, porque nesse tipo de análise os resultados de todas as alternativas são transformados em unidades monetárias. Tal análise também permite demonstrar se é válido investir em ações de farmacovigilância, verificando se o montante despendido com a implantação e o desenvolvimento dessas ações é menor que o montante despendido para resolução de problemas decorrentes de eventos adversos e queixas técnicas relacionadas aos medicamentos, considerando que tais ações permitem prevenir a ocorrência dos referidos problemas.

Seja qual for o tipo de análise econômica utilizado (custo-efetividade, custo-utilidade ou custo-benefício), a noção de custos (recursos alocados) e de resultados (benefícios alcançados) é relativa e depende, principalmente, da ótica sob a qual o objeto de estudo é avaliado – geralmente a do pagador da intervenção (estabelecimento de saúde, paciente, plano de saúde, sociedade). Dessa forma, determinado desfecho da avaliação econômica em saúde pode apresentar relação custo-resultado favorável para alguém e desfavorável para outrem. A esse desenvolvimento "customizado" da avaliação econômica dá-se o nome de perspectiva ou ponto de vista do estudo, e sua definição é de fundamental importância para direcionar a coleta e análise de dados da pesquisa avaliativa.[52,57,62-64] As análises a respeito do impacto econômico das ações de farmacovigilância podem ser realizadas sob a perspectiva (ponto de vista) do estabelecimento de saúde, do paciente, do plano de saúde, do sistema de saúde, da sociedade ou de qualquer outro agente que tenha interesse em apurar tal impacto.

Dos três tipos de análises apresentados, a análise custo-efetividade é o tipo de avaliação econômica mais utilizado no setor sanitário, pois as unidades de resultado desse tipo de análise (unidades físicas de efetividade) podem ser mensuradas com maior facilidade do que as usadas nas análises tipo custo-utilidade (Qaly ou Daly) e custo-benefício (unidades monetárias). Entretanto, a análise custo-benefício é a que fornece uma visão mais apurada sobre o retorno monetário, advindo de determinada intervenção sanitária, pois quando esse tipo de análise é utilizado, tanto os custos quanto os resultados das intervenções são mensurados em unidades monetárias.

Considerações Finais

Tendo em vista o nível atual de desenvolvimento das tecnologias sanitárias, dos conhecimentos na área da saúde e da organização de alguns estabelecimentos de saúde, é inaceitável que muitos pacientes sejam lesados quando recebem atendimento sanitário, sendo tais lesões decorrentes de eventos adversos e queixas técnicas relacionadas a medicamentos passíveis de prevenção e controle.

Desse modo, é imprescindível que os estabelecimentos de saúde utilizem mecanismos para garantir a segurança dos pacientes atendidos, como as ações de farmacovigilância que permitem o monitoramento da qualidade dos medicamentos utilizados e a prevenção e controle dos referidos problemas, diminuindo danos aos pacientes e custos decorrentes desses danos.

Embora os eventos adversos e as queixas técnicas sobre medicamentos ocorram com certa frequência nos estabelecimentos de saúde, o conhecimento sobre os custos acarretados por esses problemas é ainda incipiente, uma vez que muitos estabelecimentos não sabem sequer em qual proporção tais problemas ocorrem.

No Brasil, e também no exterior, há uma carência de estudos abrangentes a respeito dos custos referentes à ocorrência de eventos adversos e queixas técnicas e, principalmente, quanto ao impacto econômico dos resultados das ações de farmacovigilância que visam à prevenção e ao controle desses problemas. Os estudos existentes, geralmente, não passam de estimativas que abordam apenas os custos diretos relativos à resolução de eventos adversos e queixas técnicas relacionadas aos medicamentos – não levam em conta os custos indiretos e os intangíveis, assim como os custos relacionados à implantação e ao desenvolvimento de ações de farmacovigilância e a possível economia gerada por essas ações.[54,65]

As ações de farmacovigilância são extremamente importantes, visto que permitem a identificação, o conhecimento, o monitoramento, a prevenção e o controle de riscos de ocorrência de problemas oriundos da utilização de medicamentos, o que melhora o processo assistencial e torna a assistência prestada mais segura e econômica no que tange à farmacoterapia – o que torna sua implantação e seu desenvolvimento extremamente recomendáveis. Para tanto, os impactos clínico, humanístico e econômico das ações de farmacovigilância devem ser mensurados e demonstrados para comprovar junto à sociedade e aos gestores sanitários a pertinência da aplicação de recursos em prol dessas ações.[23,24,66-69]

Referências Bibliográficas

1. Pereira AC, Franken RA, Sprovieri SRS, Golin V. Iatrogenia em cardiologia. Arq Bras Cardiol. 2000 Jul;75(1):75-8 [acesso em 10 dez 2010]. Disponível em: http://www.scielo.br/scielo.php?script=sci_arttext&pid=S0066-782X2000000700009&lng=pt
2. Bates DW, Cullen DJ, Laird N, Petersen LA, Small SD, Servi D, et al. Incidence of adverse drug events and potential adverse drug events: implications for prevention. JAMA. 1995;274:29-34.
3. Soares JCRS. Reflexões sobre a eficácia dos medicamentos na biomedicina. Cad Saúde Colet. 1998;6(1):37-53.
4. Agência Nacional de Vigilância Sanitária. Glossário de Farmacovigilância [acesso em 10 dez 2010]. Disponível em: http://portal.anvisa.gov.br/wps/portal/anvisa/posuso/farmacovigilancia?cat=Glossario&cat1=com.ibm.workplace.wcm.api.WCM_Category%2FGlossario%2F16d8ba804061bf0fbf38ffeeaf8048f8%2FPUBLISHED&con=com.ibm.workplace.wcm.api.WCM_Content%2F2ffe5d004061bf49bf3fffeeaf8048f8%2F2ffe5d004061bf49bf3fffeeaf8048f8%2FPUBLISHED&showForm=no&siteArea=Farmacovigilancia&WCM_GLOBAL_CONTEXT=/wps/wcm/connect/anvisa/Anvisa/Pos+Comercializacao+Pos+Uso/Farmacovigilancia/2ffe5d004061bf49bf3fffeeaf8048f8
5. Capucho HC. Farmacovigilância hospitalar: processos investigativos em farmacovigilância. Pharmacia Brasileira [encarte]. 2008.
6. Otero López MJ, Domínguez-Gil A. Acontecimientos adversos por medicamentos: una patología emergente. Farm Hosp. 2000;24(4):258-66.
7. Suh DC, Woodall BS, Shin SK, Hermes-De Santis ER. Clinical and economic impact of adverse drug reactions in hospitalized patients. Annals of Pharmacotherapy. 2000;34(12):1373-9.

8. Bordet R, Gautier S, Le Louet H, Dupuis B, Caron J. Analysis of the direct cost of adverse drug reactions in hospitalised patients. Eur J Clin Pharmacol. 2001;56:935-41.
9. Malhorta S, Jain S, Pandhi P. Drug-related visits to the medical emergency department: a prospective study from India. Int J Clin Pharmacol Ther. 2001;39:12-8.
10. Pfaffenbach G, Carvalho OM, Bergsten-Mendes G. Reações adversas a medicamentos como determinantes da admissão hospitalar. Rev Assoc Med Bras. 2002;48:237-41.
11. Rodríguez-Monguió R, Otero MJ, Rovira J. Assessing the economic impact of adverse drug effects. Pharmacoeconomics. 2003;21(9):623-50.
12. Apretna E, Haramburu F, Taboulet F, Bégaud B. Medical and socio-economical impact of drug-induced adverse reactions. Presse Med. 2005;34(4):271-6.
13. Louro E, Romano-Lieber NS, Louro E, Romano-Lieber NS, Ribeiro E. Eventos adversos a antibióticos em pacientes internados em um hospital universitário. Rev Saúde Pública. 2007;41(6):1042-8 [acesso em 10 dez 2010]. Disponível em: http://www.scielo.br/scielo.php?pid=S0034-89102007000600020&script=sci_abstract&tlng=pt
14. Wu TY, Jen MH, Bottle A, Molokhia M, Aylin P, Bell D, et al. Ten-year trends in hospital admissions for adverse drug reactions in England 1999 – 2009. J R Soc Med. 2010 jun; 103(6):239-50.
15. Johnson JA, Bootman JL. Drug-related morbidity and mortality. A cost-of--illness model. Arch Intern Med. 1995 out;155(18):1949-56.
16. Bates DW, Spell N, Cullen DJ, Burdick E, Laird N, Petersen LA, et al. The costs of adverse drug events in hospitalized patients. Adverse Drug Events Prevention Study Group. JAMA. 1997 jan;277(4):307-11.
17. Classen DC, Pestotnik SL, Evans RS, Lloyd JF, Burke JP. Adverse drug events in hospitalized patients. Excess lenght of stay, extra costs, and attributable mortality. JAMA. 1997;277(4):301-6.
18. Detournay B, Fagnani F, Pouyanne P, Haramburu F, Begaud B, Welsch M, et al. Cost of hospitalizations for adverse drug effects. Therapie 2000 jan/feb;55 (1):137-9.
19. Weingart NS, Wilson RM, Gibberd RW, Harrison B. Epidemiology of medical error. BMJ. 2000; 320:774-7.
20. Cerulli J. The role of the community pharmacist in identifying, preventing and resolving drug-related problems. Medscape Pharmacists 2001;2(2):1-5.
21. Ernst FR, Grizzle AJ. Drug-related morbidity and mortality: updating the cost--of-illness model. J Am Pharm Assoc. 2001;41:192-9.
22. Beijer HJ, Blaey CJ. Hospitalizations caused by adverse drug reactions (ADR): a meta-analysis of observational studies. Pharm World Sci. 2002;24:46-84.

23. Juntti-patinen L, Neuvonen PJ. Drug-related deaths in a university central hospital. Eur J Clin Pharmacol. 2002;58(7):479-82.
24. Onder G, Pedone C, Landi F, Cesari M, Vedova CD, Bernabei R, et al. Adverse drug reactions as cause of hospital admissions: results from the Italian Group of Pharmacoepidemiology in the elderly (Gifa). J Am Geriatr Soc. 2002;50(12):1962-8.
25. Howard RL, Avery AJ, Howard PD, Partridge M. Investigation into the reasons for preventable drug related admissions to a medical admissions unit: observational study. Qual Saf Health Care. 2003;12(4):280-5.
26. Runciman WB, Roughead EE, Semple SJ, Adams RJ. Adverse drug events and medication errors in Australia. Int J Qual Health Care 2003;15(1):149-59.
27. World Health Organization. Patient safety: rapid assessment methods for estimating hazards. Genebra; 2003.
28. Dormann H, Neubert A, Criegee-Rieck M, Egger T, Radespiel-Troger M, Azaz-Livshits T, et al. Readmissions and adverse drug reactions in internal medicine: the economic impact. J Intern Med. 2004;255:653-63.
29. Lundkvist J, Jönsson B. Pharmacoeconomics of adverse drug reactions. Fundam Clin Pharmacol. 2004;18:275-80.
30. Field TS, Gilman BH, Subramanian S, Fuller JC, Bates DW, Gurwitz JH. The costs associated with adverse drug events among older adults in ambulatory setting. Med Care. 2005;43(12):1171-6.
31. Mendes W, Travassos C, Martins M, Noronha JC. Revisão dos estudos de avaliação da ocorrência de eventos adversos em hospitais. Rev Bras Epidemiol. 2005;8(4):393-406.
32. Organização Mundial da Saúde/Organização Panamericana da Saúde. Departamento de Medicamentos Essenciais e Outros Medicamentos. A importância da farmacovigilância: monitorização da segurança dos medicamentos. Brasília: Opas; 2005.
33. Tribiño G, Maldonado C, Segura O, Díaz J. Costos directos y aspectos clínicos de las reacciones adversas a medicamentos en pacientes hospitalizados en el servicio de medicina interna de una instituición de tercer nivel de Bogotá. Biomédica. 2006;26:31-4.
34. Burton MM, Hope C, Murray MD, Hui S, Overhage JM. The cost of adverse drug events in ambulatory care. AMIA Annu Symp Pro. 2007;11:90-3.
35. Rozenfeld S. Agravos provocados por medicamentos em hospitais do Estado do Rio de Janeiro, Brasil. Rev Saúde Pública. 2007;41(1):108-15.
36. Chan A, Lee H, Ho C, Cham T, Lin S. Cost evaluation of adverse drug reactions in hospitalized patients in Taiwan: A prospective, descriptive, observational study. Curr Ther Res Clin E. 2008;69(2):118-29.

37. Kongkaew C, Noyce PR, Ashcroft DM. Hospital admissions associated with adverse drug reactions: a systematic review of prospective observational studies. Ann Pharmacother. 2008 jul;42(7):1017-25.
38. Hoonhout LHF, de Brujine MC, Wagner C, Zegers M, Waaijman R, Spreeuwenberg P, et al. Direct medical costs of adverse events in Dutch hospitals. BMC Health Serv Res. 2009 feb;9:27.
39. Hennessy S. Potentially remediable features of the medication: use environment in the United States. Am J Health Syst Pharm. 2000;57(6):543-47.
40. Brasil. Ministério da Saúde. Política Nacional de Medicamentos. Brasília: Ministério da Saúde; 2001.
41. Morris CJ, Cantrill JA, Hepler CD, Noyce PR. Preventing drug related morbidity – determining valid indicators. Int J Qual Health Care. 2002;14(3):183-98.
42. Organização Mundial de Saúde. Promoción del uso racional de medicamentos: componentes centrales – Perspectivas políticas de la OMS sobre medicamentos. Genebra: OMS; 2002.
43. Pirmohamed M, James S, Meakin S, Green C, Scott AK, Waley TJ, et al. Adverse drug reactions as cause of admission to hospital: prospective analysis of 18.820 patients. BMJ. 2004;329:15-19.
44. Cano FG, Rozenfeld S. Adverse drug events in hospitals: a systematic review. Cad. Saúde Pública. 2009;25(3):360-72.
45. Hernández-Solís M, Juárez-Olguín H. Farmacovigilancia en pediatría. Acta Pediatr Mex. 2010;31(5):227-32.
46. Winterstein AG, Hatton RC, Gonzalez-Rothi R, Johns TE, Segal R. Identifying clinically significant preventable adverse drug events through a hospital's database of adverse drug reaction reports. Am J Health Syst Pharm. 2002;59(18):1742-9.
47. Hepler CD. Observations on the conference: a pharmacist's perspective. Am J Health Syst Pharm. 2000;57:590-4.
48. Horngren CT, Foster G, Datar SM. Contabilidade de custos. 9. ed. Rio de Janeiro: LTC – Livros Técnicos e Científicos; 2000.
49. Abbas K. Gestão de custos em organizações hospitalares. Florianópolis. Dissertação [Mestrado em Engenharia de Produção]. Universidade Federal de Santa Catarina; 2001.
50. Secoli SR, Padilha KG, Litvoc J, Maeda ST. Farmacoeconomia: perspectiva emergente no processo de tomada de decisão. Ciên Saúde Coletiva. 2005;10(Supl):287-96.
51. Nita ME, Secoli SR, Nobre MRC, Ono-Nita SK, Campino ACC, Sarti FM, et al. Avaliação de tecnologias em saúde: evidência clínica, análise econômica e análise de decisão. Porto Alegre: Artmed; 2010.

52. Rascati KL. Introdução à farmacoeconomia. Bazán C, Sardenberg RL, Andrei CB, tradutores. Porto Alegre: Artmed; 2010.
53. Gautier S, Bachelet H, Bordet R, Caron J. The cost of adverse drug reactions. Expert Opin Pharmacother. 2003 mar;4(3):319-26.
54. Castro LLC, Bevilaqua LDP. Aspectos históricos, conceituais e econômicos da farmacovigilância. Espaço para Saúde. 2000 Dez; 4 (1) [acesso em 10 dez 2010]. Disponível em: http://www.ccs.uel.br/espacoparasaude/v4n1/doc/farmacovigilancia.doc
55. Dormann H, Muth-Selbach U, Krebs S, Criegee-Rieck M, Tegeder I, Schneider HT, et al. Incidence and costs of adverse drug reactions during hospitalization: computerized monitoring versus stimulated spontaneous reporting. Drug Safety. 2000 feb;22(2):161-8.
56. Ribeiro-Vaz I, Herdeiro MT, Polónia J, Figueiras A. Estratégias para aumentar a sensibilidade da farmacovigilância em Portugal. Rev Saúde Pública. 2011 feb;45(1):129-35. Epub Nov 12, 2010 [acesso em 15 jan 2011]. Disponível em: http://www.scielo.br/scielo.php?script=sci_arttext&pid=S0034-89102011000100015&lng=en
57. Beviláqua LDP. Farmacoeconomia. In: Gomes MJVM, Reis AMM, organizadores. Ciências farmacêuticas: uma abordagem em farmácia hospitalar. São Paulo: Atheneu; 2001. p. 191-220.
58. Drummond MF, O'Brien BJ, Stoddart GL, Torrance GW. Análisis de costos. In: Métodos para la evaluación económica de los programas de asistencia sanitaria. Madrid: Editorial Díaz Santos; 2001. p. 76-7.
59. Pinho MM, Veiga PACV. Avaliação de custo-utilidade como mecanismo de alocação de recursos em saúde: revisão do debate. Cad Saúde Pública. 2009; 25(2):239-50.
60. Herrera MC, Diáz NF. Farmacoeconomía: evaluación de la eficiencia en los tratamientos farmacológicos. Rev Cuba Farm. 2000;34(1):63-9.
61. Mould Quevedo JF, Contreras Hernández I, Garduño Espinosa J, Salinas Escudero G. El concepto de willingness-to-pay en tela de juicio. Rev Saúde Pública. 2009 apr;43(2):352-8.
62. Mosegui GBG. Custo social de tratamentos farmacológicos: uma proposta de modelo. Rio de Janeiro. [Tese Doutorado em Saúde Coletiva]. Universidade do Estado do Rio de Janeiro; 2002.
63. Krauss-Silva L. Avaliação tecnológica e análise custo-efetividade em saúde: a incorporação de tecnologias e a produção de diretrizes clínicas para o SUS. Ciência & Saúde Coletiva. 2003;8(2):501-20.
64. Vianna D, Mesquita ET. Economia da saúde: ferramenta para a tomada de decisão em medicina. Revista da Socerj. 2003;16(4):258-61.
65. Vasen W, Fiorentino RML. Farmacovigilancia: una herramienta poco utilizada. Medicina. 2006;66(3):257-62.

66. Segura O, Maldonado C. Las reacciones adversas a medicamentos: una aproximación desde el punto de vista económico. Biomédica. 2003;23(4):401-7.
67. Mahmud SDP. Farmacovigilância na prática clínica: impacto sobre reações adversas e custos hospitalares. Porto Alegre. [Dissertação de Mestrado em Ciências Médicas: Epidemiologia]. Universidade Federal do Rio Grande do Sul; 2006.
68. Fonteles MMF, Francelino EV, Santos LKX, Silva KM, Siqueira R, Viana GSB, et al. Reações adversas causadas por fármacos que atuam no sistema nervoso: análise de registros de um centro de farmacovigilância do Brasil. Rev Psiq Clín. 2009;36(4):137-44.
69. Montoya GA, Vaca C, Parra MF. Detección de efectos secundarios asociados a la administración de tramadol y dipirona en un hospital de alta complejidad. Biomédica. 2009;29:369-81.

14

O PROJETO DOS HOSPITAIS SENTINELA E A GERÊNCIA DE RISCO SANITÁRIO HOSPITALAR

Clarice Alegre Petramale

Introdução

O Projeto Hospitais Sentinela é uma iniciativa em construção. Por essa razão, é difícil descrevê-la sem considerar sua evolução e suas potencialidades de crescimento rumo à qualidade e segurança.

É necessário, também, contextualizar que o gerenciamento e monitoramento de processos de trabalho em hospitais ocorrem apenas em ilhas de excelência. Os hospitais brasileiros, em sua maioria, ainda são prestadores de serviços que atuam de maneira tradicional, sem avaliar seus processos de trabalho e sem usar seus resultados para a melhoria contínua da qualidade.

Um número discreto de hospitais brasileiros também se dedica ao ensino e à pesquisa. Porém, mesmo nesses casos, a articulação entre assistência, ensino e pesquisa é frágil e não chega a influenciar na melhoria das práticas assistenciais correntes.

O gerenciamento de riscos em saúde compreendido na sua forma mais ampla, assim como a prevenção e o controle de eventos adversos produzidos no processo da assistência, tem papel central no desenvolvimento do hospital moderno. É parte indissolúvel da avaliação científica de novas tecnologias e talvez seja o mais complexo aprendizado que os hospitais devem dominar quando procuram a excelência na atenção.

A identificação de eventos adversos e/ou não conformidades relacionadas às tecnologias usadas no hospital é fonte riquíssima para a qualificação do processo de suprimento do serviço. Porém, na maioria das vezes, essa informação ou não é coletada ou não é levada em conta na escolha e na fidelização de fornecedores. De maneira análoga, tampouco a notificação de eventos relacionados aos produtos de saúde comercializados no país e de interesse regulatório é realizada de forma regular e sistemática pelos serviços de saúde.

Embora ainda estejamos distantes da concretização da gestão de riscos em serviços de saúde e do compartilhamento de informações em rede, o projeto Hospitais Sentinela lançou as primeiras sementes do gerenciamento de risco sanitário hospitalar em um universo restrito, porém estratégico de hospitais brasileiros – hospitais de ensino e usuários de alta tecnologia em saúde.

A iniciativa tem se mostrado útil e sustentável tanto para os serviços como para o governo, resistindo às mudanças de chefias e às necessárias adaptações do projeto inicial nesses dez anos de desenvolvimento.

O Projeto Hospital Sentinela: Histórico e Conceito

O Projeto Hospitais Sentinela, criado em 2001 é uma experiência inovadora que congrega a Agência Nacional de Vigilância Sanitária (Anvisa), o Sistema Nacional de Vigilância Sanitária (SNVS),[1,2] o Programa para o Desenvolvimento das Nações Unidas (PNUD) e 104 hospitais convidados pela Anvisa entre os maiores e mais complexos serviços do país, para a conformação de uma rede que busca informações qualificadas a respeito da qualidade dos produtos e do seu perfil de risco-benefício para a subsidiar ações de regulação de mercado.

Durante o processo de evolução do projeto, novos hospitais vêm aderindo ano a ano como colaboradores da estratégia. Atualmente, são 143 hospitais colaboradores que participam dessa rede, composta por 247 serviços.

As orientações e os requisitos para adesão de novos hospitais ao projeto se encontram detalhadas na página da Anvisa (www.anvisa.gov.br/hotsite/sentinela/colaborador.htm).

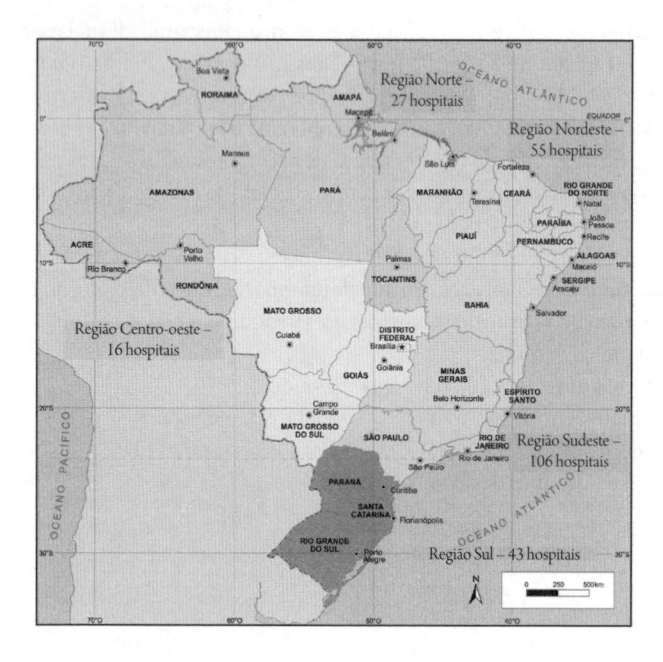

Figura 14.1 Distribuição dos hospitais sentinelas e colaboradores no Brasil.

A distribuição da rede em todos os estados brasileiros representa um universo significante para a Anvisa, uma vez que fabricantes e distribuidores de medicamentos e produtos para a saúde distribuem-se heterogeneamente no território nacional. Dessa forma, com representantes da rede em todos os estados, espera-se cobrir também a ampla gama de distribuidores regionais.

REDE SENTINELA COMO UNIVERSO MOSTRAL DA ALTA COMPLEXIDADE NO SUS

A Anvisa convidou, inicialmente, 104 hospitais de ensino e alta complexidade para fazer parte da Rede Sentinela, por supor ser esta uma amostragem representativa da incorporação e uso de tecnologias em saúde no Brasil. De fato, segundo dados do CNES, esse grupo é composto de apenas 2,7% dos hospitais brasileiros, mas concentra cerca de 10% dos leitos totais e 13% dos leitos de UTI. Quanto à alta complexidade, detém 15% dos leitos de transplantes e oncologia e cerca de 20% dos leitos de cardiologia de alta complexidade (Tabelas 14.1 e 14.2).

A escolha de hospitais de ensino teve a intenção de que o modelo de gestão de riscos fosse aprendida por alunos e residentes, garantindo o efeito multiplicador da estratégia e sua sustentabilidade no médio e longo prazos.

TABELA 14.1 Distribuição da cobertura de hospitais sentinela em relação ao número de hospitais com UTI por regiões brasileiras (Anvisa/GVISS, 2005)

REGIÕES	N. DE LEITOS DE UTI	N. DE LEITOS UTI NA REDE SENTINELA (PROPORÇÃO NA REDE)	COBERTURA
Centro-Oeste	2.261 (6,77%)	300 (6,84%)	13,27%
Nordeste	6.084 (18,22%)	803 (18,30%)	13,20%
Norte	1.361 (4,08%)	154 (3,51%)	11,32%
Sudeste	18.479 (55,35%)	2.237 (50,98%)	12,11%
Sul	5.202 (15,58%)	894 (20,37%)	17,19%
Total	33.387 (100%)	4.388 (100%)	13,14%

Fonte: Dados CNES/ MS e GVISS/Anvisa.

O projeto, premiado pela Escola Nacional de Administração Pública (ENAP) em 2006, no Concurso Nacional de Inovação no Serviço Público, tem sido importante produto para o intercâmbio entre o governo brasileiro e os países da comunidade de países de língua portuguesa. A adesão de hospitais de Cabo Verde e Moçambique à Rede Sentinela inauguram essa tendência.

TABELA 14.2 Distribuição da cobertura de hospitais sentinela em relação ao número de hospitais brasileiros quanto a presença de atendimento de alta complexidade do MS/SUS, em transplantes, oncologia e cardiologia por regiões brasileiras (CNES/MS e GVISS/Anvisa, 2005)

REGIÃO	TRANSPLANTES – ALTA COMPLEXIDADE			ONCOLOGIA ALTA COMPLEXIDADE			CARDIOLOGIA – ALTA COMPLEXIDADE		
	SENTINELA	GERAL	COBERTURA	SENTINELA	GERAL	COBERTURA	SENTINELA	GERAL	COBERTURA
Centro-Oeste	6	32	18,75%	5	30	16,67%	3	21	14,29%
Nordeste	16	99	16,16%	6	49	12,24%	7	37	18,92%
Norte	2	5	40,00%	0	6	0,00%	2	5	40,00%
Sudeste	32	222	14,41%	25	172	14,53%	17	86	19,77%
Sul	18	111	16,22%	12	51	23,53%	10	35	28,57%
Total	74	469	15,78%	48	308	15,58%	39	184	21,20%

Os temas abordados nos treinamentos e capacitações da Rede Sentinela têm motivado trabalhos acadêmicos e apresentações em congressos das diversas áreas das ciências da saúde.

Se de início tinha como único objetivo a vigilância de pós-comercialização de produtos sob vigilância sanitária, hoje se constitui em uma rede de conhecimento em construção, dotando o profissional de saúde e o gestor de ferramentas para a tomada de decisão, seja no âmbito de um tratamento isolado ou no âmbito do conjunto da atenção dispensada no serviço.

REGULAÇÃO NO MUNDO GLOBALIZADO

Em tempos de globalização, as agências reguladoras passam a ter papel fundamental no controle da qualidade e segurança dos produtos de saúde. Nesse cenário, novas tecnologias são produzidas nas regiões mais remotas do planeta e difundidas em questão de poucos meses para todo o globo, antes mesmo que se tenham estudos robustos sobre sua aplicação clínica.

O desafio deixa de ser o acesso a novas tecnologias e passar a ser a avaliação de eficácia e segurança de produtos tão variados e geralmente insuficientemente estudados antes da obtenção do registro para a sua comercialização.

A Rede Sentinela é um *locus* privilegiado como observatório de novas tecnologias na prática clínica, contribuindo no esforço de transformar o país em usuário informado e consciente de novas tecnologias, e não em cliente vulnerável aos interesses do mercado.

Para isso, muitos investimentos estão sendo feitos e muitos outros ainda serão demandados para que o novo paradigma da atenção em saúde de qualidade e baseada em evidências científicas se estabeleça no país. Sabemos que os serviços de excelência são aqueles que aliam a educação e a pesquisa às suas práticas assistenciais. O segredo é o aprimoramento constante do conhecimento científico que já levou a humanidade bem além dos limites das cavernas e continua nos ajudando a viver cada vez mais e melhor.

A Rede Brasileira de Hospitais Sentinela vem se preparando para ser uma instância que aprende e ensina, que pesquisa e que reverte o conhecimento para a segurança e a efetividade das intervenções de saúde, qualificando, assim, o Sistema Único de Saúde do Brasil.

As duas vertentes do PHS – a primeira, que se relaciona à vigilância de produtos sob vigilância sanitária (Vigipós) e a segunda, relacionada à qualidade em serviços de saúde – serão detalhadas a seguir.

Vigipós e Rede Sentinela

Falhas em produtos de saúde estão estreitamente relacionadas à qualidade de atenção prestada aos pacientes e, não raro, podem ser responsabilizadas por agravos à saúde, sequelas e mesmo mortes.

No entanto, a ausência de tradição dos profissionais e dos dirigentes de serviços de saúde em notificar a ocorrência de falhas e danos à saúde relacionada a tecnologias médicas dificulta o conhecimento do comportamento dos produtos quando utilizados em condições reais.

O Projeto Hospitais Sentinela foi desenvolvido para responder à necessidade da Anvisa de obter informação qualificada do comportamento dos produtos para a saúde. O projeto tem como principal objetivo a construção e fomento de uma rede de hospitais em todo o país, preparados para acompanhar o desempenho e notificar eventos adversos e queixas técnicas de produtos para a saúde, medicamentos, sangue e hemocomponentes, saneantes, cosméticos e produtos para higiene pessoal, além de agrotóxicos em uso no Brasil, com a finalidade de subsidiar a Anvisa nas ações de regulação desses produtos no mercado.

O projeto baseia-se na configuração de uma rede de 247 grandes hospitais distribuídos em todo o território nacional, que realizam procedimentos médicos dependentes de produtos para a saúde, e que fazem parte do aparelho formador da saúde, por conta dos programas de residências médicas que desenvolvem. A escolha dos hospitais baseou-se na relação do Ministério da Educação, focando os maiores hospitais do país com programas de residência médica e aqueles considerados pelo SUS como de alta complexidade em suas especialidades, visando alcançar representatividade e relevância regional.

A operacionalização do projeto se deu por meio da implantação de Gerências de Risco nos hospitais, que atuam como articuladores entre as diversas áreas envolvidas com o uso de tecnologias para a saúde. O objetivo primordial do projeto é o gerenciamento de riscos associados a serviços e bens na fase de pós-comercialização, aspecto antes tratado apenas de forma relativa e eventual pelos estabelecimentos de saúde, fornecedores e órgãos reguladores.

Implantação da Gerência de Risco

Após estabelecidas as gerências de risco nos hospitais da Rede Sentinela, foi necessário um levantamento completo da situação de suas áreas de apoio hospitalar, envolvidas com o gerenciamento de produtos para a saúde, quais sejam: engenharia e manutenção; farmácia hospitalar; serviço de controle de infecções hospitalares;

serviços de hemoterapia; serviços de limpeza e lavanderia, entre outras. Agir sobre pontos críticos nessas áreas é fundamental, pois o conhecimento e a resolução dos elos frágeis da cadeia de suprimento dos hospitais têm potencial de interferir positivamente tanto na qualidade das notificações para a Anvisa, quanto na qualidade da atenção oferecida aos pacientes.

O gerente de riscos é o profissional capacitado para receber notificações de suspeitas de eventos adversos e queixas técnicas relacionadas às tecnologias de saúde de todo o hospital e proceder à sua investigação preliminar. Ao final, deverá identificar se o evento relatado se relaciona com o processo de trabalho ou se está relacionado diretamente com a qualidade do produto utilizado. Para isso, usará conhecimentos de epidemiologia e contará com as informações da rede de hospitais sentinela. Se a consulta à rede evidenciar problemas semelhantes em outros hospitais, haverá o reforço da hipótese de que o problema é do produto e não do processo de trabalho. Em cada uma dessas situações, medidas corretivas diferentes serão tomadas pelo nível local. Apenas no caso de evento relacionado à qualidade do produto é que o gerente notificará o sucedido para a Anvisa por meio de um sistema informatizado conhecido como Notivisa.

Qualidade Hospitalar e a Rede Sentinela

O Projeto Sentinela tem um apoio fundamental na gestão da qualidade, e essa ligação ficou evidente durante as capacitações e, depois, na aplicação prática dos conhecimentos adquiridos.

Foi estabelecido como meta do projeto que cada hospital sentinela elaborasse e desenvolvesse planos de melhoria em áreas críticas de gerenciamento de riscos sob orientação técnica da Anvisa, porém envolvendo pessoal e recursos próprios.

Após a conclusão desses planos de melhoria, a nova meta definida era que os hospitais elaborassem e implantassem planos voltados para o uso racional de medicamentos. Nas etapas seguintes, focamos o uso racional de tecnologias em saúde e a segurança do paciente, sempre com a ideia de oferecer oportunidades de aplicação dos conhecimentos recebidos no programa de educação continuada.

Os hospitais participantes da rede são fortemente estimulados a participar de programas de qualidade, acreditação ou similar, que propiciarão ganhos de qualidade, eficiência e segurança em bases sustentáveis. Pesquisa feita na rede, em 2008, revelou que um terço dos hospitais da rede participavam de programas de Acreditação Hospitalar, índice muito superior à média nacional. A maioria deles aderiu à estratégia há menos de três anos, evidenciando a influência do projeto sentinela nessa busca da qualidade. De modo a fortalecer essa tendência, a direção do projeto construiu articulações com o MEC e o Gespública, visando à inclusão dos hospitais universitários federais no processo.

Algumas das áreas mais favorecidas nos projetos de melhoria foram: a farmácia hospitalar, em projetos que aliam melhoria da infraestrutura e modernização de processos de trabalho para o gerenciamento de medicamentos no serviço; o serviço de engenharia clínica em projetos de inventário de equipamentos e implantação de processos de manutenção de tecnologias médicas; o serviço de hemoterapia, em projetos de melhoria do processo de trabalho e na implantação de comissões de hemoterapia.

Quanto ao URM, ressaltam-se os planos de uso racional de antibióticos e medicamentos de alto custo e alto risco como os principais focos da atenção dos hospitais participantes.

Notivisa: Notificar para Contribuir com a Regularização do Mercado

O projeto desenvolveu atividades para a motivação e a capacitação para a notificação de eventos adversos e queixas técnicas, implantação das gerências de risco em hospitais e capacitação para a investigação e a notificação *on-line* de eventos.

TABELA 14.3 Número de notificações por tipo de vigilância e ano

	2003	2004	2005	2006	2007	2008	2009
Farmacovigilância	1.186	2.402	1.598	2.377	3.195	3.271	7.295
Tecnovigilância	72	1.415	1.539	1.397	2.662	4.081	5.217
Hemovigilância	700	855	1.351	1.480	1.962	2.529	3.565
Total	2.158	4.672	4.488	5.254	7.819	9.881	16.077

Os números mostram a adesão consistente da Rede Sentinela ao processo de notificação *on-line*. Dificuldades na formação das redes locais de notificadores e com o aprendizado da nova mídia foram sendo paulatinamente superadas pelo empenho dos gerentes de risco. No momento, avaliou-se que o processo está consolidado nos hospitais da rede, provendo informação para o Notivisa de forma sistemática e regular.

O pleno aproveitamento do banco de dados por parte da Anvisa tem sido o grande desafio das áreas que coordenam o projeto. Conforme o banco se torna mais robusto com a entrada de novas notificações, passa a ser possível a aplicação de ferramentas de gestão para orientar inspeções a empresas selecionadas, retirada de determinados produtos do mercado, elaboração de programas para a melhoria de produtos nacionais, por exemplo. Embora ainda iniciais, já é possível consultar alguns relatórios tirados do Notivisa e à disposição no portal da Anvisa

Repercussões do Projeto Sentinela

1. A incorporação do gerenciamento de riscos e a notificação de eventos adversos e não conformidades relacionados a insumos como requisito obrigatório para o recadastramento de hospitais de ensino. Essa norma foi publicada em conjunto pelos Ministérios da Educação e da Saúde na portaria conjunta de n. 1.000 de 2004[3] e reafirmada na Portaria n. 2.400.[4]
2. A Rede Sentinela, graças à sua organização, passou a ser campo para desenvolvimento de diversos projetos da Anvisa e do Ministério da Saúde. Alguns deles: monitoramento da resistência microbiana; sinais: implantação de um novo sistema de informação sobre infecções hospitalares; Rebrats: Rede de Avaliação de Tecnologias em Saúde em Hospitais; PGRSS: Programa de Gerenciamento de Resíduos Hospitalares; NHEs: Implantação de Núcleos Hospitalares de Epidemiologia; Gespública: acreditação em hospitais federais e Rede Universitária de Telemedicina (Rute): disseminação da telemedicina em hospitais públicos e de ensino.
3. A adesão do Projeto Sentinela a novas tecnologias da informação e à telemedicina propiciou o aprofundamento da educação continuada para os profissionais e graduandos dos hospitais da rede. Ainda, a capacitação das equipes hospitalares em saúde baseada em evidências deu o ensejo à formação dos núcleos ATS (avaliação de tecnologias em saúde) em hospitais, objeto da Rede Brasileira de ATS (Rebrats).

Considerações Finais

O projeto considera as notificações de não conformidades e eventos adversos como um meio, não um fim. A investigação das suspeitas muitas vezes evidencia falha de processo no ambiente hospitalar, gerando recomendações para treinamentos e demais providências internas por parte da Gerência de Risco.

As gerências de risco têm desenvolvido ações diretas sobre os serviços de assistência ao paciente e, também, com seus fornecedores, promovendo a aproximação entre estes e os hospitais, com o objetivo de obter produtos mais eficazes, mais seguros e a preços competitivos. Assim, as gerências de risco têm papel importante na profissionalização do setor que gerencia tecnologias e insumos de saúde.

Com a convivência com a rede aprendemos que é necessária motivação constante para que os serviços troquem experiências, realizem atividades em conjunto e se mantenham cooperativos entre si e com a Anvisa. Por sua característica de reunir ensino, assistência e pesquisa, esta rede é um ambiente ideal para desenvolvimento de pesquisas em serviço e estudos nas áreas afetas ao gerenciamento de riscos e uso racional de tecnologias em saúde.

Avaliamos que a iniciativa Sentinela tem se revelado uma interessante estratégia de baixo custo para a difusão dos conceitos de vigilância em saúde em serviços hospitalares. Enquanto incentiva a notificação de eventos adversos e queixas técnicas relacionadas a produtos de saúde, facilita a introdução de novos enfoques para as ações de controle de infecção hospitalar, propicia a ampliação da vigilância para diferentes eventos sentinelas e contribui para o aumento da eficácia, segurança e sustentabilidade de hospitais estratégicos da rede SUS do país.

O projeto tem potencial para melhorar a integração entre a Anvisa e as vigilâncias sanitárias distritais, estaduais e municipais, por meio do compartilhamento das ações em vigilância sanitária de produtos de saúde de pós-comercialização.

Outros desdobramentos e capacidades estão sendo desenvolvidos na rede dos hospitais-sentinela que retroalimentam o sistema nacional de vigilância sanitária. Além da capacidade de obter e disseminar informações sobre riscos inesperados, ou maiores que os esperados, a rede vêm se aperfeiçoando para atividades e metodologia de investigação dessas ocorrências, bem como pesquisa epidemiológica relacionada à qualidade dos bens e serviços para a saúde.

Assim, a rede dos hospitais sentinela inicia um novo capítulo na prática do SUS, contribuindo para a aproximação das ações de vigilância sanitária e da vigilância epidemiológica em hospitais, visando à melhoria da qualidade da atenção à saúde no país.

REFERÊNCIAS BIBLIOGRÁFICAS

1. Brasil. Lei n. 9.782 de 26 de janeiro de 1999, artigo 7º, itens IX e XXII. Define o Sistema Nacional de Vigilância Sanitária, cria a Agência Nacional de Vigilância Sanitária, e dá outras providências [acesso em janeiro 2006]. Disponível em: www.anvisa.gov.br
2. Brasil. Lei n. 6.360 de 23 de setembro de 1976, artigos 75 e 76. Dispõe sobre a vigilância sanitária a que ficam sujeitos os medicamentos, as drogas, os insumos